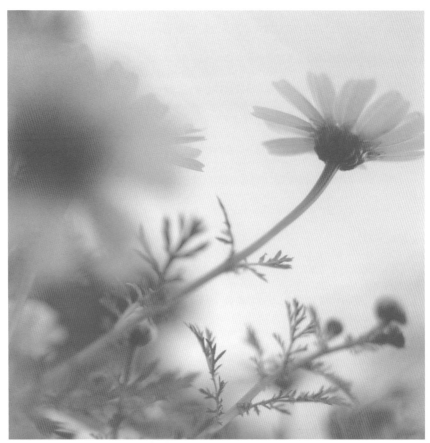

# 臨地実習ガイダンス <small>第2版</small>

## 看護学生の未来を支える指導のために

編集

**池西靜江** Office Kyo-Shien 代表

**石束佳子** （専）京都中央看護保健大学校顧問

医学書院

【編者略歴】

池西靜江

1950 年香川県生まれ. 国立京都病院附属看護助産学院(現 京都医療センター附属看護助産学校), 京都府立保健婦専門学校(現 京都府立医科大学)卒業. 看護師・保健師・養護教諭の資格取得. 国立京都病院(現 京都医療センター)呼吸器内科での臨床経験後, 看護教育の道に進み, 京都府医師会看護専門学校, (専)京都中央看護保健大学校に勤務. 看護教員歴 38 年を経て, 2013 年 Office Kyo-Shien 開設と同時に学校法人原田学園鹿児島医療技術専門学校看護学科顧問に就任, 現在に至る. 2017 年一般社団法人日本看護学校協議会会長. 厚生労働省「看護基礎教育の内容と方法に関する検討会」委員, 「看護基礎教育検討会」構成員, 医道審議会専門委員(保健師助産師看護師分科会員)など歴任. 現在, 看護学校運営に関するトータルアドバイス, 看護教育者向けの講演・セミナー, 看護学校の講義, 看護教育に関する執筆, その他看護教育に関わる事項全般に携わっている. 趣味は, 歩くこと, そして, おいしいものを食べ歩くこと.
Office Kyo-Shien 公式サイト　http://kyo-shien.jp/　E メール：info@kyo-shien.jp

石束佳子

1956 年大阪府生まれ. 京都市立看護短期大学卒業. 佛教大学卒業. 日本社会事業大学精神保健福祉士課程修了. 看護師・精神保健福祉士資格取得. 京都市立病院脳神経外科での臨床経験後, 看護教育の道に進み, 京都府医師会看護専門学校, (専)京都中央看護保健大学校に勤務. 教員歴 40 年, 現在は(専)京都中央看護保健大学校顧問, Office Kyo-Shien 副代表. 精神看護学における事例の教材化と授業の効果的なワークシート作成をライフワークとする. 趣味は, サスペンス小説を読みながら温泉めぐりをすること.

**臨地実習ガイダンス—看護学生の未来を支える指導のために**

発　行　2017 年 12 月 1 日　第 1 版第 1 刷
　　　　2021 年 6 月 15 日　第 1 版第 3 刷
　　　　2022 年 9 月 15 日　第 2 版第 1 刷ⓒ
　　　　2023 年 10 月 1 日　第 2 版第 2 刷

編　集　池西靜江・石束佳子
発行者　株式会社　医学書院
　　　　代表取締役　金原　俊
　　　　〒113-8719　東京都文京区本郷 1-28-23
　　　　電話　03-3817-5600(社内案内)
印刷・製本　三報社印刷

## 執筆者一覧

**編集**

池西靜江　　Office Kyo-Shien 代表

石束佳子　　(専)京都中央看護保健大学校顧問


**執筆者（50 音順）**

阿形奈津子　(専)京都中央看護保健大学校副学校長

池西靜江　　Office Kyo-Shien 代表

石束佳子　　(専)京都中央看護保健大学校顧問

塚本美晴　　武田病院グループ本部看護部看護部長

辻野睦子　　大阪成蹊大学看護学部講師

森田真帆　　(専)京都中央看護保健大学校看護学科専任教員


**グループインタビュー協力（50 音順・所属は収録当時）**

釜子優美子　同仁会 京都九条病院看護部長室課長

小林厚美　　同仁会 京都九条病院 訪問看護ステーション・マム

田渕祐子　　蘇生会 蘇生会総合病院看護部

前川義和　　前・蘇生会 蘇生会総合病院看護部

# はじめに（第2版）

　本書の初版刊行から5年が経ちました。数多くの看護学校の先生がたや実習指導に携わっていただいている病院等施設のみなさまに読んでいただくことができ、多数の感想もお寄せいただきました。心よりお礼申し上げます。

　初版刊行時の思いは、今も変わりません。看護基礎教育において、最も効果的な授業形態は「臨地実習」であり、臨地実習で看護学生は大きく成長し「看護師」になって巣立っていきます。筆者も、今でも実習で出会った患者さんのことはよく覚えていますし、受け持ち時にいただいたお礼や励ましの言葉などを時々思い出して、心を奮い立たせて、現場に向かったこともありました。そのような貴重な機会は、看護師としての「宝物」として、心に刻まれます。ですが、臨地実習のさなかの看護学生は、緊張の連続ですし、時には臨地実習は苦しいものです。それを乗り越えるから、価値ある経験になるのだと思いますが、周りのサポートの重要性は間違いなく大きなものです。看護学生が価値ある経験を積み重ねられるように、継続して支えていきたいと思います。

　この5年の間で、臨地実習を取り巻く環境は大きく変わりました。

　1つは、2019年末から世界を席巻する新型コロナウイルス感染症の拡大です。想定を超える感染の拡大、長引く影響が今も続きます。コロナ禍がはじまった2020（令和2）年度の入学生は今年度、卒業します。医療のひっ迫に伴い、臨地実習が計画通り実施できず臨床現場での経験が少ない学生が、これから実社会に羽ばたいてゆきます。当然ですが、誰が悪いわけでもありません。教育現場にいる者も含めて、新人看護師をサポートしていく必要性を感じています。しかしその一方で、臨地実習が従来の計画通り進まないことで、教育現場に情報通信技術（ICT）の導入が加速度的に進みました。シミュレーション教育もさまざまな現場に即した検討が進みました。そのようななかにあってこそ、臨地実習の意義、臨地実習でしか学べないものもまた浮きぼりになって見えてきました。

　もう1つは、保健師助産師看護師学校養成所指定規則（指定規則）の第5次改正による教育が2022年度からスタートしたことです。臨地実習の総時間数は、学校・養成所の判断で大幅に減少するところがあります。時間数が減少するなら、その時間をどう効果的に使うかを検討し、その実を挙げる取り組みが必要です。同時に、臨地実習の総単位数のうち6単位は学校・養成所の特徴が出せるようになりました。したがって今後は、学校・養成所の特徴が現れる臨地実習になります。ということは、学校差も出てくるということです。学校・養成所はその成果に責任を持たなければなりません。臨地実習をどう設定し、どう効果的に行うかは、学校・養成所の存続にもかかわる重要なことであると筆者は思います。学生たちを社会の現場で活躍で

きる看護師にする、その支える指導こそが私たちに望まれる使命だと考えています。

　この大きな2つの変化を受けて、本書を改訂させていただきました。初版同様、一人でも多くの先生方や実習指導に携わっていただいている方々に読んでいただけると嬉しいかぎりです。看護基礎教育に欠かせない臨地実習に関わってくださる多くの方々の道案内役——ガイダンスになればと願っています。

　刊行にあたり、ご協力いただいた（専）京都中央看護保健大学校の実習施設の皆さま、そして、収載させていただいたリモート代替実習、地域・在宅看護論実習及び実習評価表を作ってくださった鹿児島医療技術専門学校の濱川孝二先生、鹿島三千代先生をはじめ教員のみなさまに心よりお礼を申し上げます。今版も継続して尽力された医学書院編集部の青木大祐、制作部の阿部将也の両氏に深甚の謝意を表します。

　これからも、ともに、地域の保健・医療を担う看護師を育てていきましょう。

2022年8月

編者・執筆者を代表して　池西静江

# はじめに (第1版)

　学生が看護師になることを支援する看護基礎教育において、最も効果的な授業形態は「臨地実習」であると、筆者は確信しています。学生によっては、あるいは学生のおかれる状況によっては、実習がなかなかうまくいかず、空回りする場合もあります。その空回りにはたくさんの要因が重なるものですが、大きな要因に、臨地実習における学習環境があります。物理的環境、人的環境など、なかでも慣れない現場での学生の緊張を和らげ、進むべき方向を学生自らが見いだせるように関わってくださる教員・実習指導者の存在は何より大きなものです。

　40年を超える筆者の教員生活のなかで、臨地実習でこそ飛躍的に成長した学生に何人も出会いました。そのうちの一人は、学内の講義・演習時に課題はやって来ず、授業中には時々居眠りをして……なんとやる気のない学生かと筆者は思っていました。その学生が臨地実習で、終末期の患者さんを担当されたときのことです。「死を意識される方に、私は何ができるでしょうか」と不安そうに、日々緊張の面持ちで接していた学生が、ある日、患者さんから「髪を洗ってほしい」と依頼されました。自信なくとまどっていた学生でしたが、逃げようとはしませんでした。そこに実習指導者が「大丈夫。疼痛をコントロールできる麻薬が効いている時間帯を選び、こんな体位でやってみてごらん」と背中を押してくださり、その通り実施したところ、「なかなかうまいなあ、おかげでさっぱりしたわ」と感謝されたのです。はじめて患者さんへの本当のケアができたと納得できたようで、それからの学生は見違えるようでした。自ら進んで活き活きとケアをするようになり、多くの患者さんから頼りにされるようになったのです。

　限られた実習期間のなかで起きる、学生のこうした輝ける変化を目の当たりにするつど、教員が行うどんなにわかりやすい講義よりも、臨地での指導者の一言、そして患者さんの一言が、学生たち自身がめざす「看護師」に近づけてくれているのだと実感した思い出が、重なり合います。

　一方、少子、超高齢・多死社会を前に、日本の医療提供体制は変わらざるを得ない状況です。看護基礎教育においても変化が求められています。入院患者に高齢者が増え、成人を対象とした看護学実習は困難になり、病床機能の分化、在院日数の短縮などから、約3週間の実習期間のなかで、1人の学生が少なくても2～3人の患者さんを受け持たせていただくことになります。従来式のようにまず数日かけて情報を集め、問題を抽出し、看護計画を立てるまでに1週間近くかかっていたのではそれも机上の空論になり、目の前の患者さんの看護には役立たないものになります。もっと目の前の患者さんのニーズにタイムリーに応える看護を学ばなければなりま

せん。また、社会のしくみ自体も変化しています。地域包括ケアシステム、多職種協働時代の臨地実習はどうあるべきか、今、そのあり方も問われています。

臨地実習も変わらなければいけない時代になってきているのです。

このような変化の時代にあって、臨地実習に引き続き看護師育成の柱としての教育効果を期待するなら、改めて実習指導とは何か、教員・実習指導者の役割は何か、効果的な実習指導の方法はどのようなものかという問いに、教える立場の我々こそ真摯に向き合う必要があります。

教員・実習指導者の関わりが学生の変化を生み、学生の望ましい変化は指導者の喜びになります。教育はそのような双方向の関わりです。臨地実習の変化に伴う指導者のとまどい、あるいは看護の実践者から指導者へと立場が変わる困難感などを共有することで、一人ひとりの指導者が自信をもって実習指導に携わっていただきたいと願うものです。

本書は、学生が現場で活き活きと輝く実習指導はどうあるべきか、指導者が自信をもって教育を行うにはどうすればよいかなどについて、支援者の目線から臨床および実習指導の経験知を多くもつ実務家教員や実習指導者に熱く述べていただきました。実習指導の経験の少ない人や、実習指導がどうすれば効果的になるか悩んでおられる人、これまでの実習指導の方法でよいのだろうかと自信がなくなりそうな人、これからの実習指導は今までのようではいけないと思っておられる人、そんな方々にぜひ手にとって読んでほしい書籍です。看護基礎教育に欠かせない価値を有すると筆者が信じる臨地実習にかかわってくださる多くの方々のガイダンスになればと願っています。

本書刊行にあたり、ご協力いただいた（専）京都中央看護保健大学校の実習施設のみなさま、そして収載させていただいた実習評価表を作ってくださった鹿児島医療技術専門学校の濱川孝二先生、橋本ちよみ先生、鹿島三千代先生、山下京子先生、山角和美先生に心よりお礼を申し上げます。またお力添えいただきました医学書院編集部の青木大祐、制作部の川口純子両氏に深甚の謝意を表します。

ともに未来の看護師を育てていきましょう。


2017年10月

編者・執筆者を代表して　池西静江

目 次

イラスト　松永えりか
装　　丁　加藤愛子（オフィスキントン）

第 **1** 部

# 教える人の準備

# 臨地実習の意義
## 学生が飛躍する現場での教育

　看護基礎教育において、臨地実習の効果は誰もが実感されていることでしょう。社会人経験者などの一部を除いて、高校を卒業したばかりの若年期にある看護の初学者が"看護師らしく"なってきたということを実感できるのが臨地実習ですし、まだまだこれから…という課題を明確にできるのも臨地実習です。

　看護基礎教育にとって不可欠で、最も効果的な授業形態である臨地実習について、改めてその「意義」から、本書で語る事項の共通の認識とさせてください。　　【池西】

## A　最初の看護を経験する場が臨地実習

　看護基礎教育は**3つの授業形態**（講義・演習・臨地実習）を往還的に取り入れて、その成果を高めています。なかでも"看護師"の土台となる看護実践能力の育成に欠かせない、最も効果的な授業形態が臨地実習です（図 1-1-1）。

　看護が行われている場で、看護の対象に出会い、そして、看護師のモデルに出会う——それが臨地実習です。看護師をめざす学習者にとっては、貴重な**最初の看護**を経験する場でもあります。

　実践能力は、専門的知識の習得だけで獲得できるものではありません。技術の習得だけで、獲得できるものでもありません。実践能力は、知識、思考・判断、行動の3つの要素を統合した場面で育成され、獲得できるものです。臨地実習こそ、まさに実践能力を育成する教育の場といえるでしょう。

　同じ場にいて、同じ対象をみても、学習者は優れた看護師のようには考え行動することはできません。それは当然のことです。**それゆえに同じ場で、同じ対象をみて「看護師のように考え、行動する」ことを学ぶ必要がある**のです。そして、そこには実習指導者や教員の存在とともに、効果的な関わり（教育）が重要です。これが臨地実習のスタート（原点）であり、ここに効果的な実習指導の方法の"核心"があるのではないでしょうか。

## B　看護教育と臨地実習指導

　筆者の40年に及ぶ教員生活の中で、臨地実習で看護学生が"看護師らしく"成長する姿を幾度となく見てきました。1〜2年時の学内講義では、いつもやる気なく寝

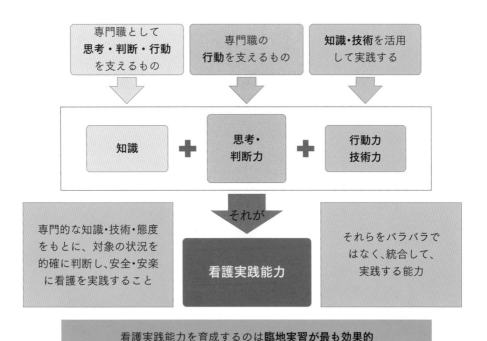

**図 1-1-1　看護実践能力を育成する要素**（池西の考え）

ているように見えた学生が、臨地実習で担当させていただいた患者さんの苦しみを
知ることで、なんとかケアしてあげたいという気もちが自ずと芽生え、俄然、看護
の猛勉強を始めた例にも多数出会ってきました。

　学業成績は下位で、再試験も多く、実習記録は全くと言ってよいくらいきちんと
書けない学生も、話を聞いてみると「記録さえなければ実習は楽しい」と笑顔で話
してくれます。「何が楽しいの？」とさらに聞くと「患者さんが私を待っていてくれ
る」「ささやかなことでも精一杯、気もちを込めて援助すると"ありがとう"と喜ん
でくれる」「私でも何かできると感じられる」と言います。

　まさに、臨地での出会いやふれあいに喜びを見いだしているのだと思います。

　看護の現場が、患者さんが、学生を看護師に近づけてくれます。そして、それを
意図的に、計画的に行うことでより高い効果をめざすのが看護教育であり、臨地実
習指導です。

　そのために、受け持ち患者さんを選定し、その患者さんにどうなってほしいか、そ
うなるために何をすべきか考えさせます。さまざまな場面をみせて、可能な経験を
どう積ませるかを考えます。

　課題の大きさ・多さにつぶされそうになる学習者を時には慰め、時には厳しく叱
り、学生のモチベーションを喚起します。そして、前を向けるようにモデルを示し、
看護師になりたい、という学習者の気もちを持ち続けられるように支えます。

　そうした諸々のことを、**考え、準備し、見守り、支え、評価するのが臨地実習指
導**であると筆者は考えます。

（池西靜江）

## 学生が看護師になるとき

　高校から新卒で入学してきた学生が、3年になって実習で最初に受け持ちをさせていただいた患者さんは、同年代の若い女性で、急性骨髄性白血病のため入院していました。薬剤の副作用で肝機能が低下し、原因不明の全身瘙痒感が続き、夜間不眠で、無意識のうちに皮膚を掻き、朝起きるとあちらこちらに出血斑がみられていました。学生は、年齢も近いその患者さんのつらさをわがことのように思い、なんとか瘙痒感を緩和したいと考えました。それから、瘙痒感緩和の方法についてのさまざまな文献を集め、そのなかから、蓬に止痒効果があるという知見を得ました。

　さっそく病院近くの河原で自ら蓬を摘み、文献に書いてあったように蓬を煮出して蓬汁をつくり、翌日、実習に持参して看護師に相談のうえで、使ってみることになりました。そのときの学生の笑顔は輝いていました。今思うと、このときの実習指導者の判断がすばらしいものでした。エビデンスレベルと患者の状態判断、そして、安全な方法の的確な示唆（まず、手の甲で試して皮膚反応をみること、次に皮膚の柔らかい上腕内側でさらに様子をみることなど）を与えて、蓬汁を使ってみることになったのです。その後、濃度、温度、使い方などに改善を重ね、3日目の夜に、綿花に浸した蓬汁をパッティングする方法を用いたところ著しい効果があり、患者さんはその夜は久しぶりによく眠れたようでした。翌朝、学生が実習に来るのを待ちかねていたように、嬉し涙を流しながら報告してくれたそうです。学生はその後、筆者にこう言いました。「自分の関わりで、患者さんによい変化をもたらすことができる―看護ってすごい仕事です」と。

　患者さんが学生を看護師にしてくれました。そして、そのような機会を与えてくれた、**指導者の裁量**が学生を育ててくれました。

（池西）

# 臨地実習の現状と課題
## 時間数増加は望めず地域重視の時代に

　臨地実習に寄せられる期待は大きなものです。しかし、今の保健・医療を取り巻く環境は、制度設計がなされた1990～2000年頃の状況とは大きく変わっています。地域包括ケアシステムの推進、地域医療構想、在院日数の短縮、患者の権利擁護などなど、従来型の臨地実習は難しくなってきています。加えて、2020（令和2）年から拡大した新型コロナウイルス感染症（以下、新型コロナ感染症）の影響で医療資源がひっ迫するなか、臨地での実習時間はさらに少なくなっています。

　臨地実習の方法を検討し、これからの社会に求められる看護師を養成するための実習のあり方を考えていかなければならない大切な時期です。そのために、山積する臨地実習の課題をこの章で整理してみましょう。　　　　　　　　　　　　　　　　【池西】

## A　社会と時代の変化のなかで

　1967（昭和42）年の保健婦助産婦看護婦学校養成所指定規則（当時）の第1次改正時は1,770時間であった臨地実習時間数は、第2次改正以降は1,035時間となりました[2]。第5次改正では単位数は変わらず23単位以上ですが、時間数は明記されなくなりました。その結果、学校の判断で最低時間数は、690時間（1単位30時間×23単位）でもよくなりました（図1-2-1）。第1次改正からすると6～7割減の時間です。

　看護師国家試験の受験者数は、当時の春秋2回開催を合わせて1万人程度だったのが、2022（令和4）年は6.6万人を超えています。いくら臨地実習が効果的といっても、学生定員がこれだけ増えると、臨地実習時間数の**増加は望めません**。しかも患者の権利擁護の視点から、資格を持たない学習者が経験できることには限りがあります。そうであれば、学内でのシミュレーション教育の充実などの教育方法の検討が必要です。同時に臨地実習でなければ学べないものを整理して、限られた時間を有効に使い、その成果をより大きなものにする指導方法の工夫が必要になってきます。

　もう1つの大きな課題は、時代に即した医療のあり方です。超高齢・多死社会を迎えたわが国の医療には大きな転換が求められています。病院完結型から脱却し、地域完結型に歩みを進めていかなければなりません。高山は「病院から地域への揺り戻し」として「病院は地域の暮らしの最後の砦」[1]と述べています。また、「病院の受け皿に地域があるのではない。地域の受け皿として、病気が悪くなったときに入院するのが病院である。そのように考えられる学生を育てなくてはいけない」と主

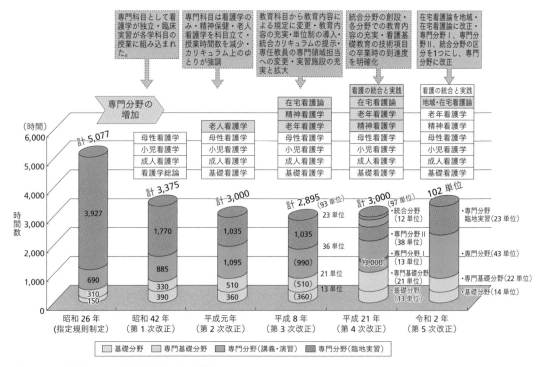

**図 1-2-1　看護師 3 年課程教育内容の変遷**

張する医師もおられます。確かにそうです。2017（平成 29）年の患者調査では、病院においては、在院期間 14 日以内が 68.2％にのぼっています。わが国も海外主要国の水準（平均 5〜8 日）に近づく日も遠くないと予想します。

　地域で“健康と暮らし”を守り、療養者や障害者とともに生きる社会をつくらなければならない、それも**看護職のミッション**であると考えています。

　さらに今、教員が考えなければいけないことは、チーム医療、あるいは保健・医療・福祉チームのなかで協働する力をどう育むかということです。協働のためには他職種の活動を理解すること、関係づくりに欠かせないコミュニケーション能力、そして看護の専門性を明確にして、自律して看護師の役割を果たす能力が必要ではないかと思います。これからの医療や地域での健康生活を支えるのは看護師の力だけでは困難です。筆者自らが行ってきた教育を振り返ってみると、他職種の活動をどれだけ伝えたか、協働についてはその意義は語っても、どう協働するのか、を具体化させられませんでした。社会が変化し、看護師に求められるものが変化するなかで、看護基礎教育において学習者にどんな力をつけておかなければならないか、先を見据えて教育内容や方法を吟味する必要があります。

　「地方の時代」ともいわれる現代、都道府県がそれぞれ**地域医療構想**を策定しています。これは 2025 年に向けて病床機能分化・連携を進めるために病床機能ごとに各地域での医療需要と病床必要量を推計し、定められたものです。看護基礎教育においても、2015（平成 27）年 4 月に事務権限が中央（厚生労働省）から地方（都道府県）に

委譲されており、看護教育の水準にも地域格差が出てくると考えられます。教育内容も学校の所在する地域のニーズを考慮していくことが求められると思います。多くの学校の教育目的や目標には「地域医療に貢献できる人材育成」が掲げられています。それは、決して、全国一律のものではないはずです。学校の特徴を打ち出し、これからの社会に求められる看護師養成のあるべき姿を考えていく必要があると思います。

　以上のような変化や期待を受けて、2020（令和2）年に第5次指定規則改正がありました。大きな改正ポイントは、以下の3点です。

① 　地域のニーズや学校の理念を反映した画一的ではないカリキュラム編成
② 　地域包括ケアシステムの一翼を担う看護師を養成するために、「在宅看護論」から「地域・在宅看護論」への名称変更と内容の充実
③ 　これから求められるICT活用能力、臨床判断能力、多職種協働能力の強化に向けた単位増

## B　臨地実習の課題と対応

### (1) 実習施設とともにつくる実習指導体制

　これまで臨地実習を困難にする理由に、実習施設の確保がありました。厚生労働省医政局看護課平成27年度看護職員確保対策特別事業で、2015（平成27）年1月〜3月に実施した「看護師養成所における看護基礎教育に関する調査（日本看護学校協議会報告書）」によると（看護師養成所全数調査、回収率75.3%）、看護師養成所の9割以上（図1-2-2）は、実習施設の確保について何らかの問題があると答えています。

　しかし、この実習施設確保の問題は、第5次の看護師等養成所の運営に関する指導ガイドラインの改正で大きく改善される可能性がひらけてきました。その理由として、主たる実習病院の規定がなくなり、大規模な病院だけでなく、地域のさまざまな病院などでの実習がしやすくなったこと、そして、「地域・在宅看護論」の確立によって、病院のみならず多様な場での実習が推奨されるようになったことがあげられます。これで、従来は限定されがちだった実習施設の選択に幅が広がりました。

　もう1つは、実習総単位数23単位には変更はないのですが、**各領域の最低単位数が示され、残る6単位については学校の裁量で設定できるようになった**ことがあります。これによりそれぞれ地域の特性や、その看護教育機関の設立母体の強みを活かした臨地実習を設定できるようになっています。どうしても数少ない大規模施設に実習施設が重なってしまう弊害は少なくなると考えられます。したがって、各校それぞれが工夫しやすくなったといえるでしょう。

　ただ、気をつけたいのは、これまで多くの実習を受け入れてくれていた規模の大きな病院には実習指導者講習会を修了した実習指導者が数多くおられ、実習環境も

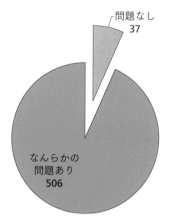

問題なし
37

なんらかの
問題あり
506

**図 1-2-2　実習施設の確保について**
（n＝543）

整っており、安心して臨地実習をお願いすることができていました。しかし、新しく開拓した実習施設にはそのような実習指導者は数が少なく、なかには看護職がいないところもありますので、実習施設との調整で実習指導体制を整えていくことはこれから重要な課題になります。

　つまり、これからの課題は、実習施設確保というより、**実習指導体制の確保**が重要になっています。学校は一方向的に「実習施設にお世話になる」ということではなく、実習施設とのコミュニケーションを大切にして、双方向性の協力体制をどうつくるかを考える必要があります。

### （2）コロナ禍における臨地実習

　臨地実習の現状を考えるのに、2022 年現在外すことができないのが、新型コロナ感染症拡大に伴う実習中止、実習時間短縮の問題が続いていることです。看護界が約 10 年ぶりに検討を重ねた第 5 次改正の動きと同時期に、2020（令和 2）年度から、多くの学校でこの世界的な疫病の影響を受け、臨地実習が計画通りに実施できなくなりました。新学期早々、新型コロナ感染症拡大の第一波があり、緊急事態宣言が出され、休講や実習中止の処置をとりました。その後、2020 年 6 月頃に、地域によっては新規感染者ゼロという日もありそのまま収束に向かうような期待も浮かびました。講義はリモート・オンラインで実施できるようになり、臨地実習も一部ながら開始できるようになりました。しかし、夏には流行の第二波がきて、再び国内全域で厳しい状況になりました。その後、前期に行えなかった臨地実習を後期に補完できるかもという期待をしていたものの結局、その補完するゆとりもないまま、11 月頃から 2021 年にかけて第三波が襲ってきたという 1 年でした。この時期、多くの学校で講義は分散登校やリモート授業でなんとか実施できましたが、臨地実習への影響は大きいものでした。臨地実習時間の短縮、学内でのリモート実習など、各学校は対応に追われました。

| 領域 | 100% | 61〜99% | 21〜60% | 20%以下 | 不明/無回答 |
|---|---|---|---|---|---|
| 基礎看護学実習 | 25.7 % | 28 % | 23.2 % | 19.2 % | 3.9 % |
| 成人看護学実習 | 12.4 % | 39.3 % | 31.9 % | 13.9 % | 2.5 % |
| 老年看護学実習 | 10.7 % | 35.9 % | 34.7 % | 15.6 % | 3.1 % |
| 小児看護学実習 | 10.2 % | 30.2 % | 33.1 % | 22.3 % | 4.2 % |
| 母性看護学実習 | 8.8 % | 28.8 % | 32.2 % | 27.1 % | 3.1 % |
| 精神看護学実習 | 15.3 % | 28.8 % | 25.2 % | 27.7 % | 3 % |
| 在宅看護論実習 | 13.8 % | 32 % | 27.9 % | 23.2 % | 3.1 % |
| 統合実習 | 36.7 % | 28.2 % | 17.2 % | 15 % | 2.9 % |

**表 1-2-1　コロナ禍で臨地実習はどの程度臨地で実施できたか〔令和 2（2020）年度実績〕**
（日本看護学校協議会実態調査：新型コロナ感染症の感染拡大による臨地実習への影響，2020 年度．回答
413 課程）

　この 2020 年度に実習がどの程度、臨地で実施できたかを日本看護学校協議会が調査しました（表 1-2-1）[3]。予定通り（100%）実施できたというのが最も多かったのが 10〜12 月頃に実施されることが多い「統合実習」で 36.7% でした。新型コロナ感染者数が少し落ち着いていた時期と重なります。しかし、ほとんどの実習で新型コロナ感染症拡大の影響を受けて予定した臨地実習が行えず、実習時間が減少していたことがわかります。

　次に、各学校の教務責任者に 2020 年度の卒業生の能力について、回答を求めたのが表 1-2-2 です。最も低下したという回答が多かったのが「**4．状況の変化に気づき対応する能力**」。次いで、「**2．コミュニケーション能力**」、さらに「**1．対象理解の能力**」でした。これらの能力育成にこそ臨地実習が欠かせない、といえるかもしれません。

　ただし、コロナ禍は悪いことばかりではありませんでした。看護基礎教育に ICT（Information and Communication Technology）を本格的に持ち込んでくれました。それ以前からオンラインの取り組みに熱心だった学校はありましたが、否応なく全国的に広がったのはコロナ禍からでした[4]。ICT を積極的に取り入れた新しい教育方法の幕開けです。

## C　あたらしい臨地実習のかたち

### （1）リモートによる代替実習（コロナ禍対応）

　鹿児島医療技術専門学校（修業年限 4 年）での看護過程実習の代替実習を紹介しましょう（資料 1-2-1〜4）。2022 年 3 月に実施した内容です。前節で 2020 年度の教育の実情に触れましたが、2021（令和 3）年度も、全国的にさらに大きなコロナ禍の影響を受けました。5 月の実習開始時期から第四波が、夏前からデルタ株への置き換わりもあって厳しい第五波が、そのあと少し落ち着き秋には実習を一部再開したも

表 1-2-2 臨地実習を予定通り行えなかったことが「学生の看護実践の基礎的能力」へどう影響したか（教務責任者回答）

| | 1．対象理解の能力 | 2．コミュニケーション能力 | 3．根拠に基づき看護を計画的に実施する能力 | 4．状況の変化に気づき対処する能力 | 5．適切に報告・連絡・相談する能力 | 6．感染予防を行なう能力 |
|---|---|---|---|---|---|---|
| 向上した | 4.8 % | 1.5 % | 9.9 % | 3.1 % | 4.6 % | 49.9 % |
| 変わらない | 33.2 % | 25.9 % | 36.1 % | 20.1 % | 39 % | 25.7 % |
| 低下した | 46 % | 52.8 % | 37 % | 55.7 % | 35.8 % | 8.5 % |
| 不明 | 16 % | 19.8 % | 16.9 % | 21.1 % | 20.6 % | 16 % |

（日本看護学校協議会実態調査：新型コロナ感染症の感染拡大による臨地実習への影響，2020 年度．回答413 課程）

のの、再び第六波が襲いました。振り返ってみると 2020 年度以上の影響があった年度でした。

　そのようななか、予定していた看護過程実習をやむを得ずリモートでの代替実習に変更することになりました。こうしたリモートでの展開を今後の臨地実習発展の土台としたいと、筆者は考えています。

　看護過程実習は「問題解決過程に沿って、根拠をもって看護を計画的に実践する能力を養う」という目的で行います。目標は下記の 5 点です。

実習目標
① 看護に必要な情報を収集することができる
② 収集した情報をアセスメントし、看護診断を確定することができる
③ 看護診断に基づき、適切な計画を立案することができる
④ 対象の状態を判断し、尊重した態度で、援助を実践することができる
⑤ 対象の反応をもとに、看護実践を省察することができる

　結果の総括は目標に沿ってまとめます。

### 1) 情報収集、アセスメントと看護診断確定、計画立案

　臨地実習で受け持つ機会の多い心不全と脳梗塞の 2 事例を設定し、全員同じ事例で展開しました。同じ事例にしたことでグループワークや教員からのフィードバックが得られやすく、①〜③の目標については、例年の臨地実習と差のない、むしろ学生の満足度としては高い結果が得られました。

　情報収集能力育成のための方法は、「模擬電子カルテ」と「模擬患者（教員）」へのリモート環境で情報収集を行いました。簡単なプロフィールをもとに必要な情報収集項目を個人で考え、それを、ウェブ会議サービスのブレイクアウトセッション機能を用いて小グループで検討した結果、意図的・計画的な情報収集につながりました。

　模擬電子カルテの導入は 2021 年度からで、学生たちは慣れないためか、事前の情報収集項目をあげていたにもかかわらず、模擬電子カルテのどこから収集してよい

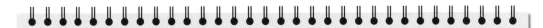

### 資料 1-2-1　看護過程実習（3 単位 135 時間、修業年限 4 年、2 年後期）

**1. 実習目的**

問題解決過程に沿って、根拠をもって看護を計画的に実践する能力を養う

**2. 実習目標**

1）看護に必要な情報を収集することができる

2）収集した情報をアセスメントし、看護診断を確定することができる

3）看護診断に基づき、適切な計画を立案することができる

4）対象の状態を判断し、尊重した態度で、援助を実践することができる

5）対象の反応をもとに、看護実践を省察することができる

**3. 実習計画**

| 実習目標 | 実習内容 | 実習方法および留意点 |
|---|---|---|
| 1）看護に必要な情報を収集することができる | 1）受け持ち患者に必要な情報を収集する<br>①看護に必要な情報を意図的に収集する（病態・NANDA-I 分類法 II）<br>②必要な情報を模擬電子カルテやコミュニケーションから収集する<br>③疑問をもちながら情報を探索する<br>④信頼関係の構築を図りつつ、情報収集を行う<br>⑤患者心理を理解しつつ、情報収集を行う | 1）2 事例の看護過程展開をリモート実習と学内でのシミュレーション実習で行う<br>**看護過程（情報収集）**<br>①優先して収集すべき情報をどのような手段で収集するか考える<br>②模擬患者カルテから情報収集する<br>③模擬患者役からコミュニケーションを通して情報を収集する（リモートで）<br>④患者心理理解のための映像を視聴し、それを活かし情報を収集する<br>⑤対象との信頼関係の構築を図りつつ、情報収集する<br>⑥主観的・客観的情報を関連させながら収集する<br>**病態関連図作成上の留意点**<br>①因果関係を考えながら書く<br>②正常な構造・機能が病変によってどのような変化が起き、症候につながるかを理解しつつ書く<br>③治療の効果や影響を考える<br>④対象をイメージしつつ書く |
| 2）収集した情報をアセスメントし、看護診断を確定することができる | 1）病態と成長発達を踏まえて情報を整理、解釈する<br>①医学的知識・看護理論を活用した情報収集・アセスメントを行う<br>②情報の解釈・分析<br>・正常・逸脱の判断<br>・放置により生じる問題（予測）<br>・患者の強みの査定<br>・推定問題の抽出<br>③健康問題に対する人間の反応（心理的・社会的反応と日常生活）に目を向ける<br>④健康問題・原因・症状・検査・治療とその効果・病期・予後<br>⑤発達段階・発達課題<br>⑥症状や治療が日常生活に及ぼす影響<br>⑦患者及び家族はおかれている状況をどのように受け止めているか | **看護過程（情報整理・解釈）**<br>①情報の整理・解釈・推定問題は各領域・類の必要なところから行う<br>②主観的・客観的情報を関連させながら整理する<br>③「情報不足」などで先に進めない場合は、今ある情報で考える<br>④今あらわれている現象だけにとらわれず、今後予測される状態や既往歴、発達段階からも考える<br>⑤解釈は、現在の領域や類を意識して専門的知識を活用して行う<br>⑥推定問題と強みは解釈から抽出する<br>⑦看護にいかすため、患者の強みにも着目する |

つづく

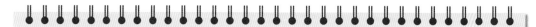

つづき

| | | |
|---|---|---|
| | 2）受け持ち患者の全体像を把握する<br>①関連図による全体像把握<br>・病態や情報間の関連性<br>・関連図から推定される看護問題の絞り込み<br>3）看護診断を確定する<br>①看護診断の定義との照合<br>②診断指標・関連因子との照合<br>③看護診断の確定<br>4）看護診断の優先順位を決定する | **看護過程（統合過程と看護診断）**<br>**統合過程**<br>①関連図は 13 領域から抽出したすべての推定問題や強みの関連を因果関係・相互関係を考え、図式化する<br>②関連図で整理した内容を活かし、今の患者の全体像を成文化する<br>③全体像を捉え、看護診断に繋がると思われる推定問題を絞り込む<br>**看護診断確定**<br>①看護診断は定義と対象の状態が一致するか照合する<br>②診断指標・関連因子を「NANDA-I 看護診断・定義と分類」に照らして判断する<br>③診断指標・関連因子を患者の病態や関連図と照らし合わせて確定する<br>④看護診断の優先順位は次の視点で考える<br>・生命を脅かす問題<br>・安全性・安楽性を損なう問題<br>・その人らしさを損なう問題 |
| 3）看護診断に基づき、適切な計画を立案することができる | 1）看護計画を立案する<br>①患者のおかれている状況を考慮した看護目標の設定<br>②それぞれの看護診断に対して、期待される結果を設定<br>③看護介入<br>・個別的、具体的、実施可能な解決策（OP・CP・EP）<br>④看護介入の科学的根拠 | **看護過程（看護計画）**<br>①患者にどうなってほしいのかをイメージし設定する<br>②期待される結果は診断指標・危険因子がなくなる状態を考え設定する<br>③期待される結果は達成可能で、具体的な時期・範囲・程度を考え、評価しやすいものにする<br>④看護介入は関連因子・危険因子が解決できる方法を考える<br>⑤5W1H を踏まえ具体的な行動を OP・CP・EP に分け記述する<br>⑥文献を活用して患者に介入する科学的根拠を記述する<br>⑦個別性について考える<br>※ 1 週目の看護計画は、優先される看護診断から立案し、看護実践を行う |
| 4）対象の状態を判断し、尊重した態度で、援助を実践することができる | 1）対象の状態に応じた看護を考えることができる<br>・そのときの対象の状態を判断し、計画通りの実施が可能か考える<br>・対象の状態を背景や専門的知識をもって変化に気づく<br>・対象の状態を解釈し、今後起こりうることを予測し、必要な援助を考える<br>2）対象の状態に応じた援助を実施する<br>・患者の同意確認<br>・観察技術<br>・人間関係技術<br>・生活支援技術<br>・安全性・安楽性<br>3）患者の反応を観察し、適切な声かけを行いながら実施する<br>・模擬患者との関わりにおいて倫理原則や尊重した態度をもとに接することができる<br>4）実施したことと患者の反応を簡潔に報告することができる | **看護過程（実践）**<br>**シミュレーション実習を行う**<br>①対象の変化に気づき、その意味を解釈して判断し、今後の状況を予測する（臨床判断モデルを活用する）<br>②立案した計画に修正が必要ないか確認する<br>③対象の反応を見ながら、必要な看護を実施する<br><br><br><br><br><br><br>①ていねいな声かけ、適切なタイミングで観察ができる<br>②患者の自己決定を支援する<br><br>①SBAR をもとに報告する |

つづく

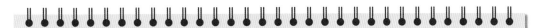

つづき

| 5）対象の反応をもとに、看護実践を省察することができる | 1）自分の看護実践と患者の反応を記録に残す<br>2）1）の結果を次の看護につなげるために、立案した看護計画を見直す<br><br>3）対象の看護実践を振り返り、自己の課題を明確にする<br>①考えたこと、体験したこと、感じたことを大切に、文献をもとに、意味づけを行い自己の看護について考えを深める<br>②倫理原則や尊重した態度を振り返りから自己の課題について考察する<br><br>③コミュニケーション技術、観察技術、援助技術を振り返り、自己の課題を明確にする<br>④臨床判断の適切さについて振り返り自己の課題を明確にする<br>⑤問題解決過程を振り返り、自己の課題を明確にする | ①一連の思考過程をもとに SOAP 形式で実践を記載する<br>①1）の実践結果及び記録を確認し、次回の看護について、主に必要な計画の追加修正を行う<br><br><br><br>②倫理の原則（自律尊重原則・善行原則・無危害原則・正義原則・誠実・忠誠）から望ましい何かや自己の在り方を考察する<br><br>③援助的人間関係構築に向けたコミュニケーションでの自己の姿勢を考える<br><br>④クリティカルシンキングを行い、グループ討議で他者からの意見を聞き、省察を深めることができる |

## 4．実習方法

1）事前学習

　①心不全

　　・心不全の病態生理、治療、検査、看護についてアセスメントができるよう知識の整理

　②脳梗塞

　　・脳梗塞の病態生理、治療、検査、看護についてアセスメントができるよう知識の整理

2）上記 2 事例の看護過程を展開する。1 事例 6 日の担当、14 日間の臨地実習を行い、最後 2 日間は総括とする

　　6 日間のうち最初の 4 日はリモートで情報収集〜計画立案までの学習を行い、残りの 2 日は学内に登校し、シミュレーション学習を行う

3）実習における注意点

　①リモート学習は主に、協同学習を行う。個人ワーク⇒グループワーク

　②毎回のブレイクアウトセッション（グループワーク）は、自分の意見を持って参加し、積極的に発言する

　③感染拡大状況によっては、実習方法が変更の可能性もある。柔軟に対応できるように注意して臨む

　④看護過程実習評価表に基づき評価を行う

## 資料 1-2-2　看護過程リモート実習　週案（1週目）

**実習目標**

① リモート実習の概要が理解できる

② 心不全の患者の病態が理解できる

③ 心不全の患者の看護のために必要な情報を収集することができる

④ 収集した情報をアセスメントし、看護診断を確定することができる

⑤ 優先順位の高い看護診断について、適切な計画を立案することができる

⑥ 立てた計画について、その日の患者の状態を考慮して、看護を実践することができる

⑦ 実践した看護と患者の状態について、簡潔に報告、記録することができる

| 実習日 | | 目標 | 実習内容 | 学習方法 | 準備するもの | 指導上の留意点 |
|---|---|---|---|---|---|---|
| 1日目 | 午前 | ①②③ | 全体オリエンテーション/情報収集の項目 | オンライン〔全体＆ブレイクアウトセッション（以下セッション）〕 | オリエンテーション資料（PPT） | 全員の出席確認・健康状態チェック、グループ指導 |
| | 午後 | | 情報収集の実際病態関連図作成 | オンライン（全体＆セッション） | 電子カルテ、実習記録 | グループ指導・病態関連図は必要時個別指導 |
| 2日目 | 午前 | ②③ | 患者の思い・心理の理解病態関連図の内容確認 | オンライン（個人で動画視聴、セッション、病態関連図個別指導） | 患者の思い DVD実習記録（情報収集用紙、病態関連図） | 患者心理の理解を深める発問、病態関連図は原則個別指導 |
| | 午後 | | インタビューによる情報収集アセスメント | オンライン（教員対象にインタビュー）、セッションで情報共有、個人ワークでアセスメント | 電子カルテ、模擬患者役（教員）、実習記録 | インタビューで学生の質問に必要と考えたときは応える、不要と考えるときは「わからない」という |
| 3日目 | 午前 | ④ | アセスメント | オンライン（個人ワークでアセスメント⇒セッション） | 実習記録 | 個人ワーク・個別指導のあと、セッションで事例のアセスメントを行う |
| | 午後 | | 追加の情報収集、診断過程 | オンライン（個人ワーク⇒セッション） | 電子カルテ、実習記録 | 個人ワークで情報追加収集および診断確定の思考学習、その後セッションで診断確定 |
| 4日目 | 午前 | ④⑤ | 診断確定・計画立案 | オンライン（個人ワーク） | 実習記録 | 個人ワークで行き詰まれば個別指導 |
| | 午後 | | 計画立案の確認明日の実習計画立案 | オンライン（セッションと全体討議） | 実習記録、実習行動計画 | セッションで計画立案の内容確認、その後、全体討議で具体的な計画について討議、その後、明日の実習行動計画の立案 |
| 5日目 | 午前 | ⑥⑦ | 計画に基づく実践 | シミュレーション実習（全員登校） | 模擬患者、実習室の設定 | 半分のグループ（以下G）は実習室で模擬患者へのケアの実際、残り半分のGは教室待機、気づき、解釈、反応についての振り返り ※詳細別紙 |
| | 午後 | | 実践の振り返り | 対面GWと個人ワーク（実践の振り返り、記録、次の行動計画の見直し） | 実践記録、実習行動記録 | 実践を振り返り、実践記録の記載、援助計画および行動計画に戻り必要な修正を行う |

## 資料 1-2-3　看護過程実習：事例教材（心不全模擬患者、教員用）

患者情報　心不全：松田晋三さん

※患者役のときに参考にしてください。そのほかの情報は追加で補足をお願いします

| 項目 | 患者の情報 |
|---|---|
| 基礎情報 | 52 歳男性　既往歴：狭心症（20 年ほど前）、高血圧、脂質異常症<br>主訴：息苦しさ<br>入院後の経過：下肢浮腫あり　薬物療法にて症状改善傾向あり　息苦しさも軽減しているが、「寝ているより、起きている方が楽」との訴えは続いている<br>病識が乏しいが、生活習慣の変更の必要性は理解している |
| 仕事 | 建築関係（土木、配管工事）　8：00〜17：00 の勤務<br>現場で重いものを運ぶ |
| 自宅・家族 | 一軒家（2 階建て）、家の段差、階段あり<br>娘（看護学生）は来年成人式を迎える。本人は楽しみにしている |
| 趣味 | 運動習慣はなく、喫煙、飲酒でストレス解消している<br>建築物に興味があり、将来は妻と御朱印集めを一緒にしたいと思っている |
| 薬物療法の状態 | 狭心症の既往があるが、PTCA にて改善。その後内服治療（カルシウム拮抗薬、抗血小板薬）を行っていた。時折、胸部不快があったが、ニトログリセリンの舌下で症状は消失し積極的な受診行動は見られず。内服薬も忘れがちであった |
| 性格 | 楽観的、明るい |
| 食事生活 | 入院前<br>朝：菓子パン、コーヒー<br>昼：手作り弁当（ご飯、冷凍食品、野菜）<br>夕：ご飯、唐揚げなど揚げ物の頻度高い、サラダ<br>間食：なし<br>飲酒：ビール 350 mL をほぼ毎日<br>濃い味が好み<br>入院後<br>現在の食事：塩分制限 6 g/日、1,600 kcal<br>水分制限：食事以外 1,000 mL/日　※もし学生から飲水が 1,000 mL を守れていましたか？について質問があった場合は、「良くなったと思って、リハビリの後にのどが渇くので、いつもより多めに飲んでいたかも。トータルすると 1,000 mL とコップ 1〜2 杯ぐらいは超えていたかも」というように返答ください |
| キーパーソン | 妻　50 歳<br>仕事：看護教員 |

参考：模擬電子カルテの様式を元に一部改変

のかわからない学生が多く、教員の助言が必要でした。しかし、模擬電子カルテは、学生の情報収集能力が可視化でき、能力強化の教材として有効なものでした。さらに、教員が模擬患者となって実習室のベッドに横たわり、リモートでの遠隔コミュニケーションによる情報収集を行いました。この方法も学生からは好評でした。実際に近い感覚で情報収集に取り組めたようです。そして、学内シミュレーション実習は 1 事例ごとに 2 回（2 日）の病日を設定し、患者の変化に気づくように設定しましたが、学生は状態把握が追いつかず、特に 2 回目の情報収集にはとまどう学生が多く、病日設定に課題が残りました。

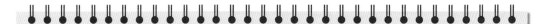

## 資料 1-2-4　学内シミュレーション実習　模擬患者来校

目　標：対象の状態に応じた看護を実践し、省察することができる
行動目標：○援助前の対象の状態、援助後の反応について、適切に判断できる
　　　　　　○実践した看護に対象の反応をもとに省察することができる

| 1.　ブリーフィング | | | 模擬患者 |
|---|---|---|---|
| 8：30 | 目標の確認 | 1.　シミュレーションのねらい<br>1）患者の心不全悪化の徴候に気づくことができる<br>2）心不全悪化の原因を解釈することができる<br>3）状態の変化に応じて適切な看護を実践し省察できる（臨床判断のもと看護を省察することができる） | 8：30<br>模擬患者オリエンテーション（OR）<br>更衣 |
| | シミュレーションの環境・方法<br>10分 | 1.　松田さん役は模擬患者が行う<br>2.　シミュレーションの実施方法の説明<br>①代表1人が実施。2回目は人が代わって実施<br>②他の学生は観察者とする<br>③患者への質問は実際に行い、患者役は答える | |
| | 場面の説明<br>5分 | 1.　場面の説明を行う<br><br>8月14日　本日は11時から松田さんのシャワー浴の予定になっています。シャワーの準備をするために訪室します。<br><br>2.　患者と学生のやり取りの説明<br><br>学生：松田さん、もうすぐシャワーの時間です。準備に参りました。<br>患者：ちょっと身体がきつくて息が苦しいんだよね。トイレに行っただけでゼーゼーするんだよ。<br>学生：いつからですか？<br>患者：今朝から…？ちょっと良くなったと思っていたんだけど…。 | 9：00<br>実習室等へ移動<br>ロールプレイ待機 |
| | 作戦タイム<br>（15分程度） | 1.　学生が、どうするか考える（学生のみ）<br>①メンバーに相談したり、意見をもらうことも可能 | |
| 2.　前半グループのシミュレーション　実習室 | | | |
| 9：00 | シミュレーション<br>1人目<br>15分 | 1.　学生1人目実施<br>①看護師または教員に患者のシャワー浴の準備に行くことを告げ、患者のもとに訪室する<br>②他の学生は観察する。デブリーフィングするためメモを取る<br>③シミュレーションが終了したらグループは集まる | |
| 9：20 | デブリーフィング<br>20分 | 1.　患者の言動から考えたことをデブリーフィングする<br>デブリーフィングガイド<br>①心不全の症状とその病態を関連付けて考えることができる<br>②心不全の治療について理解できる<br>③回復期に向かっていた患者の呼吸状態悪化の原因を考えることができる<br>④状態把握のために重点的に収集すべき主観的・客観的情報に気づくことができる | |
| 9：40 | シミュレーション<br>2人目<br>15分 | 1.　学生2人目実施<br>①デブリーフィングを基に観察の追加や計画の修正などができる<br>②看護師または教員に患者のシャワー浴の準備に行くことを告げ、患者のもとに訪室する | |

つづく

つづき

| | | | |
|---|---|---|---|
| | | ③他の学生は観察する。デブリーフィングするためメモを取る<br>④シミュレーションが終了したらグループは集まる | |
| 10：00 | デブリーフィング<br>20分 | 1．2人目の実施後、シミュレーションのねらいに沿って学びを振り返る<br>①臨床判断のプロセスに基づきながら、振り返りを行う<br>②計画を立てた看護（シャワー浴）をどのように変更するのか判断する<br>③症状悪化に対しての看護（心負荷軽減の援助）について省察できる<br>④必要なところは文献等で調べながら根拠を明らかにする | |
| **3．模擬患者さんからの総評（実習室）** | | | |
| 10：20 | 模擬患者さんからの総評<br>10分 | 1．模擬患者さんからの総評を聞き、自分の看護について振り返る | 総評をお願いする |
| **4．後半グループのシミュレーション**<br>**5分前には実習室へ移動し、待機しておく** | | | |
| 10：30 | シミュレーション<br>1人目<br>15分 | 1．学生1人目実施<br>①看護師または教員に患者のシャワー浴の準備に行くことを告げ、患者のもとに訪室する<br>②他の学生は観察する。デブリーフィングするためメモを取る<br>③シミュレーションが終了したらグループは集まる | |
| 10：50 | デブリーフィング<br>20分 | 1．患者の言動から考えたことをデブリーフィングする<br>デブリーフィングガイド<br>①心不全の症状とその病態を関連付けて考えることができる<br>②心不全の治療について理解できる<br>③回復期に向かっていた患者の呼吸状態悪化の原因を考えることができる<br>④状態把握のために重点的に収集すべき主観的・客観的情報に気づくことができる | |
| 11：10 | シミュレーション<br>2人目<br>15分 | 1．学生2人目実施<br>①デブリーフィングを基に観察の追加や計画の修正などができる<br>②看護師または教員に患者のシャワー浴の準備に行くことを告げ、患者のもとに訪室する<br>③他の学生は観察する。デブリーフィングするためメモを取る<br>④シミュレーションが終了したらグループは集まる | |
| 11：30 | デブリーフィング<br>20分 | 1．2人目の実施後、シミュレーションのねらいに沿って学びを振り返る<br>①臨床判断のプロセスに基づきながら、振り返りを行う<br>②計画を立てた看護（シャワー浴）をどのように変更するのか判断する<br>③症状悪化に対しての看護（心負荷軽減の援助）について省察できる<br>④必要なところは文献等で調べながら根拠を明らかにする | |
| **5．模擬患者さんからの総評（実習室）** | | | |
| 11：50 | 模擬患者さんの総評<br>10分 | 1．模擬患者さんからの総評を聞き、自分の看護について振り返る | 総評はまとめてお願いする |

※2回目（6日目）も病日を変え、患者の状況を変化させて学内シミュレーション実習を行う

### 2) 対象の状態を判断し、尊重した態度で、援助を実践すること

　次に、シミュレーション学習を行いました。シミュレーション場面は、心不全事例では「心不全の悪化徴候に気づく臨床判断」と「深部静脈血栓症の合併症リスクの臨床判断」の2場面を設定し、脳梗塞事例では「内服忘れとバイタルサインの結果を関連させた臨床判断」と「計画した退院指導を行う」の2場面としました。臨床判断において、目の前の患者の状態に関心をもち、気づきの段階である予期する力・初期把握する力の育成になるよう教員用のブリーフィング、デブリーフィング時のガイドを作成しました。学生は回数を重ねることで、予測する視点での発言が増え、初期把握のために追加で収集すべき情報にも気づくことができるようになりました。

　このねらいは、症状の変化に気づき、予測をもとに初期把握のための情報収集や必要な援助とは何か考えられる思考力・判断力を求めるものでした。また、臨地実習と同じようにその日の受け持ち患者の検査やケアなどのスケジュールを学生に伝え、半日の行動計画を立案してもらったうえで、ベッドサイドに行ってもらうようにしました。しかしシミュレーションの実際は、状態把握とその対応に重点をおいたため、学生が考えた援助を実際に行う時間がなく、不消化な印象をもった学生もいました。学生はシミュレーションを通してフィジカルアセスメントの技術の未熟さを感じ、積極的に手技を確認する様子があり、技術習得に向け、自ら学ぶきっかけになったように思います。シミュレーション教育は、繰り返し実施できること、身体侵襲を伴う技術でもモデル人形を使って実施できること、がその大きな利点です。今回は時間設定の都合で、それをうまく活かしきれず、次回への実習計画上の課題として残りました。

　また、今回、県の実習補完事業として、模擬患者にシミュレーション場面に参加していただくことができました。学生はとても緊張していた様子でしたが、「患者さんのイメージがついた」という声もあり、患者さんの思いなども聞くことができ、多くの学びがありました。

### 3) 対象の反応をもとに、看護実践を省察すること

　シミュレーション後の報告、リフレクション（実践の振り返り）、そして、臨床判断用の記録を通して学習しました。

　報告については、臨場感をもたせるしかけとして、報告したい指導者がいない、指導者が他の業務中であるという場面を設定し、シミュレーションの実際をSBARで報告するプチシミュレーションを実施しました。臨地でよく遭遇し、学生が少なからず緊張し、どうしたらよいか悩む場面です。学生は忙しい指導者に、報告を聞いてもらうにはどう工夫すればよいかを真剣に考えていました。この経験は、来たるべき臨地実習できっと役立つことでしょう。

　リフレクションはリモートで、シミュレーション場面を、個人で振り返り記録に残し、さらにブレイクアウトセッションでグループワークに取り組み、教員によるフィードバックなどがあり、他者の考えや評価を受ける機会を設定することで、さまざまな方向からの考察ができ、経験の意味づけにつながったと思います。

記録については、①臨床判断のプロセスを可視化する記録と②実習記録として SOAP 形式の経過記録を課しました。①臨床判断のプロセスを可視化する記録は、看護場面に必要な知識を事前に整理する欄を設けました。それをシミュレーション教育の前に教員が点検することで、どのような知識が必要なのかを確認し、その知識をシミュレーションに活かすことができ、「気づき」につながったと思います。

### 4）　今後の教育内容に活かすために

　リモートでの反省点・弱点として、臨地実習に比べて経験できる技術項目は少なくなり、この回は主にフィジカルアセスメントになってしまいました。学生からも、「援助技術とコミュニケーション技術の習得に取り組みたい」という意見がありました。その後の課題とします。同時に、1 人の患者さんを受け持ち、患者−看護師関係に悩みながら、看護実践の成果をもって、信頼関係を構築する経験こそが看護師としての自信につながるものであると考えると、臨地実習には代えられないものがある、ということも実感しました。患者を受け持ち、患者に心を寄せて、自分に何ができるか考え、悩み、自分の看護に対する揺らぎを経験できることが、臨地実習の醍醐味ではないか。

　最後に、学生が全体のまとめ発表会で「オンラインだから学べることがあった」と発表してくれたことに安堵し、教員側は胸をなでおろしました。限られた時間・方法ではありましたが、思考力・判断力を強化し、看護過程を展開する力や臨床判断の気づく力などの育成につながったという手応えを得ることができました。同時に課題もはっきりしましたので、今後の臨地実習、あるいは学内の代替実習に活かしていきたいと思います。

## (2)　「地域・在宅看護論」実習の展開

　もう 1 つの課題が、コロナ禍以前からわが国の超高齢・多死社会への課題に対応すべく第 5 次改正で再編された「地域・在宅看護論」の実習をどう編成するかということです。カリキュラムはひとまず編成したものの、具体的な進め方などは、今後、試行錯誤しながらまだまだ検討が必要という学校もあると思います。前述したように、それぞれの学校の地域性を活かした実習を展開することが最も効果的だと筆者は考えています。

### 1）　「しまの医療と看護」を題材に

　ここでも地方部の例として、鹿児島医療技術専門学校（修業年限 4 年）での実際を紹介しましょう。鹿児島の地域性を反映して、これまでも「地域・在宅看護論」と呼べる教育を鹿児島の離島（奄美大島）で行っていました。題して、「しまの医療と看護」です（表 1-2-3）。

　1 年生では、「しま」での「暮らし」を理解する目的で、3 日間、学生が共同生活をします。出会ったしまの人々から話を伺い、しまの探検（マングローブの森や泥染体験など）をします。

**表 1-2-3　地域をみる科目を設定する：「しまの医療と看護」**

○ "しまの医療と看護" 地域をみる科目を設定

| 学年 | 科目名 | 種別 | 単位 | 時間 | ねらい |
|---|---|---|---|---|---|
| | 離島での教育　平成 27（2015）年から実施 | | | | |
| 1 | しまの医療と看護Ⅰ | 学科目 | 1 | 30 | 体験を通して "しま" の暮らしを理解する |
| 2 | しまの医療と看護Ⅱ | 学科目 | 1 | 30 | "しま" の人々との触れ合いを通して、しまの健康管理体制と健康上の課題を理解する |
| 4 | しまの看護実習 | 臨地実習 | 1 | 45 | "しま" で暮らす人々の健康管理と看護活動の実際を体験し、看護活動の特徴を理解するとともに、離島における看護師の果す役割について考察する |

　2年生では奄美大島のなかでも地域を限定して、そこでの人々とのふれあい、健康管理や病気のことについてインタビューし、地域のイベントなどにも参加して、「しまの暮らし」と「健康」に焦点をあてて学びます。

　ここまでは学科目（講義・演習）ですので、3日間の体験型学習で、前後のまとめをして、成果発表と個々のレポートで、それぞれ1単位を認定します。

　4年生は臨地実習です。2年生でお世話になった地域に再び赴き、町役場や病院を実習施設にして実習します。町役場では保健師の活動についてお話を聞き、事業を見学します。病院では外来や実習、訪問診療にも連れて行ってもらいます。そのような、地域に根づいた看護活動の実際を体験することになります。

　このような「しまの医療と看護Ⅰ・Ⅱ」「しまの看護実習」は、1年生からの積み上げ学習であることも奏功して、地域の理解、人々の暮らしの理解、その地域における医療・看護活動の実際を学ぶ貴重な機会となりました。学生の満足度も高く、卒業時のアンケートにもこれらの学習を印象深いものとして記載してくれていました。

　ただ、奄美大島への距離的な問題（鹿児島からフェリーで12時間）と台風などの影響による欠航もあり、なかなか予定通りの日程で行えないことも多かったこと、そこにコロナ禍も加わり、2019〜2021年頃は奄美大島での学習ができませんでした。そこで、第5次改正では場所を変え、科目も整理して行うことにしました。

### 2）　「地域包括ケア実習」への展開

　第5次改正以前での「しまの医療と看護」の学習内容は、第5次改正では学科目の「地域・在宅看護概論Ⅰ」で「地域」「暮らし」「看護活動の場」の3つの単元を設定し、学校周辺の地域やそこに暮らす人々を理解するためのフィールドワークを取り入れていました。その後に、地域・在宅看護論の実習を3科目（4単位）設定しました（表 1-2-4）。

　地域包括ケアシステムを学ぶのは、高齢化率の高い、地域の人々のつながりが強い、そんな地域での実習が効果的と考えて、場所を変えて「地域包括ケア実習」と題して新スタートすることにしました。

### 3）　学科目と臨地実習の違い

　本節最後に、学科目、つまり「フィールドワーク」と「臨地実習」の違いを、筆

表 1-2-4　実習設定とその考え方

〇実習設定とその考え方

| | 科目名 | 単位 | 時間 | 進度 | 設定理由 | 実習場所 |
|---|---|---|---|---|---|---|
| 1 | 健康支援実習 | 1 | 40 | 3 後 | 対象が自らの健康状態をどう理解しているかを把握し、健康の保持増進に向けてどうすればよいかをともに考え、実践（行動変容）できるよう支える力（健康支援能力）を育成する。そのため、地域に暮らす健康レベルの高い人を対象（さまざまなライフステージにある人々）とした実践活動の場で、対象の健康増進能力（自助）を高める看護活動と看護師の役割を学ぶ。 | 健康管理センター・保健センター・子育て支援センターなど |
| 2 | 地域包括ケア実習 | 1 | 40 | 3 後〜4 前 | 高齢化率の高い地域（甑島、屋久島、長島など）で包括ケアステムの実際について学び、対象を支える機関、職種や人々、そのつながりを理解するとともに看護職の果たす役割を考える。また、学内実習を 1 日設定し、実習中に出会った事例について、その人らしい生き方を支援するための地域包括ケアシステムについて考える機会を作るので、「自助」「互助」「公助」「共助」についての学びを深める。 | 地域包括支援センターなど |
| 3 | 訪問看護実習 | 2 | 80 | 3 後〜4 前 | 在宅療養者と家族を理解し、在宅での看護を実践するために必要な基礎的知識・技術・態度を身につける。また、健康状態をアセスメントし、対応方法を考える力をつける。在宅での看取りの事例があれば、積極的に実習させてもらう。難しい場合は、訪問看護師の経験を語ってもらい、在宅の看取りと看護師の役割について考える機会とする。 | 訪問看護ステーション |
| | 小計 | 4 | 160 | | | |

（資料提供：鹿児島医療技術専門学校　鹿島三千代氏，富安恵子氏）

表 1-2-5　地域・在宅看護論実習の特徴

| 項目 | フィールドワーク | 臨地実習 |
|---|---|---|
| 目的と方法 | 現地調査/インタビュー | 看護活動の場/経験型学習 |
| 対象 | 調査の対象 | 看護の対象 |
| 実習指導者 | 必ずしも必要ない | 実習指導者が必要 |

者の見解としてまとめました。地域・在宅看護論実習はその特徴からこの 2 つの区別をしておきましょう（表 1-2-5）。

　筆者は以前、京都中央看護保健大学校で学区社会福祉協議会（社協）の方々のお力添えをいただき、「健康すこやか学級」を企画・実施しました。京都市の介護予防一般高齢者施策として位置づけられたものです。学生が実際にこの企画担当者となってご案内のリーフレットを作成し、社協の協力で学区内の高齢者にお声かけいただいて配布し、20 名前後の参加がありました[5]。

　ただこの当時、「看護活動の場で行っているものではないので、演習として位置づけるように」という地方厚生局の指導官の助言があり、講義・演習に位置づけて、準備からまとめまで行いました。そのときに、講義・演習と臨地実習の区別について整理したものです（表 1-2-5）。

　その後のガイドライン第 5 次改正で、繰り返しですが、病院以外の実習について「全体の 3 割以内であれば、看護師が配置されていない施設で実習できること、その

場合は、専任教員、実習指導教員による授業を学生が必要時受けられる体制を整備すること」となったことから地域・在宅看護論の実習については、こうした設定を該当させることが可能になりました。

　ただし、現行のガイドラインにおいても「臨地実習は、実践活動の場において行う実習のみを指す」と規定されていることを忘れてはなりません。「看護活動を行う場での実習」ということを基盤としていく必要があると考えます。

（池西静江）

**文献**
1) 高山義浩：地域医療と暮らしのゆくえ　超高齢社会をともに生きる．p4, 医学書院, 2016.
2) 一般社団法人日本看護学校協議会：看護師養成所における看護基礎教育に関する調査報告書．厚生労働省医政局看護課, 平成27年度看護職員確保対策特別事業　平成28年3月, 2016.
3) 一般社団法人日本看護学校協議会：新型コロナ感染症の対応調査集計結果．2020.
4) 一般社団法人日本看護学校協議会：看護師等養成所の管理・運営に関する実態調査．2021.
5) 池西静江, 山室仁美：地域を基盤とする実践的教育「健康すこやか学級」の取り組み．看護教育. 51：380-385, 2010.

## 訪問看護の広がり

　ある病院の看護部長さんがこんなことを話してくれました。その病院は訪問看護ステーションを併設しているのですが、1事例の訪問回数が最近減ってきたというのです。訪問に行っている敏恵さん（仮名）のことを例にあげて話してくれました。夫と死別し、脳梗塞で片麻痺の後遺症を残している、独居の78歳女性です。要介護3の認定を受けて、室内は這うか歩行器で移動し、週2回のデイサービスと週2回のヘルプサービスと、2週間に1回の訪問看護サービスを受けているというのです。以前は週1回の訪問看護を行っていましたが、最近はヘルパーさんの回数を増やして訪問看護の回数を少なくされたようです。でも、敏恵さんは「ヘルパーさんには買い物や掃除をしてもらってとても助かっている。看護師さんにきてもらうとお金は倍ほどかかるけど、安心する」と言われる、ということでした。2週間に1回の訪問は継続しているのですが、看護部長さんの不安は、①これ以上訪問回数が減ると経営的に苦しくなること、②敏恵さんに"安心"を感じてもらえる適切な看護を提供できているだろうか、ということです。

　訪問回数は敏恵さんのように減少することもあると思いますが、これからの医療を考えるとき、訪問看護が必要な件数は減ることはないと思います。しかし、肝心なのは、"安心を提供できる適切な看護"を行えるかどうかです。そのためにも専門的知識を活用して、自ら判断し、行動するための基礎的能力を看護基礎教育で育成することが大切であると痛感します。臨地実習の場の広がりも必要でしょう。臨地実習で自ら考え行動する看護実践能力を効果的に育成する指導方法の検討が急務です。（池西）

# 授業としての臨地実習
## 講義・演習と同じ「しかけ」を

　臨地実習は、看護実践能力の育成をめざす看護基礎教育において、ことさら効果的な授業形態であることをここまでの章で確認してきました。本章では、臨地実習は授業であるということ、授業であれば、目標（科目目標）達成にむけての教員・実習指導者の「しかけ」、あるいは「スキル」が必要であるということを説明します。

　講義・演習・臨地実習のすべての授業に共通する教材・発問づくりについて、その方法を理解していただくとともに、臨地実習ならではの特徴を踏まえて、教材となるものが、「人」であったり、「看護現象」であったりするがゆえに、教員と実習指導者の両者の連携が不可欠なことを理解してほしいと考えています。　　　　　　　　　　　　　　【池西】

## A　看護学教育における臨地実習の位置づけ

　授業の方法（形態）の1つが臨地実習です（図 1-3-1）。したがって、臨地実習も"授業"という認識をもつことが大切です。「授業とは何か」、筆者の尊敬する天野正輝（教育学）は「教育課程を前提にした一定の時間割に従い、ある決められた学級で、教師と生徒（集団）とが、一定の教科・教材を媒体として働きかけあう形ですすめられている人間的営為である」[1]と説明しています。

　臨地実習において、学級は小集団で編成される実習グループと考えられます。

　教科・教材は対象（一般に患者）であり、看護の場面（看護現象）です。

　したがって、筆者は臨地実習を「学習者と対象（患者）、学習者と実習指導者・教

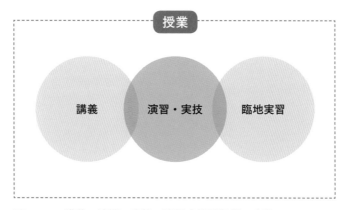

**図 1-3-1　講義、演習・実技、臨地実習は授業の方法**

員、対象（患者）と教員・実習指導者が相互に関係しあって、対象のもつ健康上のニーズに対応していくことを学ぶ経験型の授業である」と定義したいと思います。

　看護師の基礎教育においては、従来から臨地実習に重きを置いてきました。現在も授業の時間数の中で約 1/3〜1/4 を占めており、看護学教育の特徴的で主要な授業形態といえます。

　看護基礎教育はドイツの職業教育制度である**デュアルシステム**を志向したものです。デュアルシステムとは、「学校と企業（病院）の二元的訓練体系」[2)]です。職業に必要な知識・技術を教授し、実践能力を育成するためには、学内の講義・演習だけでは不十分なため、リアルな職場での体験を教育に取り入れ、学校と職場をつなげて往還的教育体制をめざすものです。看護基礎教育もそれに倣ってきましたが、臨地実習施設の確保困難な実情なども一因して、臨地実習を看護学の集大成的位置づけとして取り組む学校も多い現状です。集大成的位置づけを例えるなら、1・2 年生で、集中して学内で講義・演習を行い、満を持して 3 年生で臨地実習を行う、というものです。しかし、デュアルシステムの本質は往還的教育ですので、講義で習ったことを臨地実習で体験する、そして、講義に戻る、あるいは臨地実習での体験をもとに講義で理論づけする、というように講義–臨地実習を行き来することで、職業に必要な実践能力や職業観を育成しようとするものです。可能な限り、デュアルシステムで教育を行うことが、職業教育の効果をあげることにつながる、と筆者は考えます。

　2022（令和 4）年 4 月の入学生からは、図 1-3-2 の保健師助産師看護師学校養成所指定規則（以下、指定規則）に基づいて、各学校が教育課程（カリキュラムと概ね同義）を

| 第 5 次指定規則　別表三 | | | 備考 |
|---|---|---|---|
| 教育内容 | | 単位数 | 一．単位の計算方法は大学設置基準の規定例による |
| 基礎分野 | 科学的思考の基盤 | 14<br>（+1） | 二．他職種等との単位互換<br>三．統合カリキュラムを実施する場合括弧内の数字による |
| | 人間と人間生活・社会の理解 | | |
| 専門基礎分野 | 人体の構造と機能 | 16<br>（+1） | によることができる。（文言一部修正）<br>四．複数の教育内容を併せて教授することが教育上 |
| | 疾病の成り立ちと回復の促進 | | 適切と認められる場合において、臨地実習 23 単位 |
| | 健康支援と社会保障制度 | 6 | 以上、および臨地実習以外の教育内容 79 単位以上 |
| 専門分野 | 基礎看護学 | 11<br>（+1） | （うち基礎分野 14 単位以上、専門基礎分野 22 単位以上、専門分野 43 単位以上）であるときは、この表 |
| | 地域・在宅看護論 | 6<br>（+2） | の教育内容ごとの単位数によらないことができる。 |
| | 成人看護学 | 6 | 五．臨地実習の総単位数 23 単位から、各教育内容 |
| | 老年看護学 | 4 | の単位数の合計を減じた 6 単位については、学校又 |
| | 小児看護学 | 4 | は養成所が教育内容を問わず定めることができるものとする。 |
| | 母性看護学 | 4 | |
| | 精神看護学 | 4 | |
| | 看護の統合と実践 | 4 | |
| | 臨地実習（23 単位以上） | | |
| | 　基礎看護学 | 3 | |
| | 　地域・在宅看護論 | 2 | |
| | 　成人看護学 | 4 | |
| | 　老年看護学 | | |
| | 　小児看護学 | 2 | |
| | 　母性看護学 | 2 | |
| | 　精神看護学 | 2 | |
| | 　看護の統合と実践 | 2 | |
| 計 | | 102<br>（+5） | |

図 1-3-2　保健師助産師看護師学校養成所指定規則　別表三

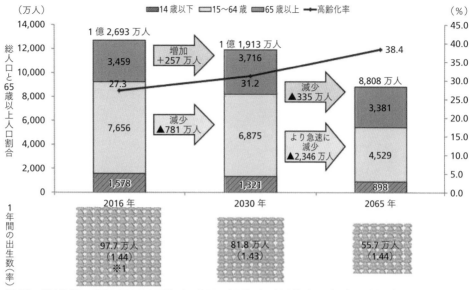

（出所）　総務省「人口推計」、国立社会保障・人口問題研究所「日本の将来推計人口（平成29年推計）：出生中位・死亡中位推計」（各年10月1日現在人口）
厚生労働省「人口動態統計」
※1　　出典：2016（平成28）年人口動態統計

**図1-3-3　今後の人口構造の急速な変化**
https://www.mhlw.go.jp/file/06-Seisakujouhou-12600000-Seisakutoukatsukan/kouzouhenka2014.pdf
（厚生労働省：今後の人口構造の急速な変化. より引用）

編成して教育を開始しています。現行の指定規則で第5次改正になります。

　最初に、第5次改正に至った社会的背景と教育課程について概観しましょう。

　なんといっても図1-3-3のような人口構造の変化が大きな要因です。生産年齢人口の減少と、その一方で高齢化率は増加の一途という人口構造の急激な変化で、これまでの医療提供体制を見直して病院完結型から地域完結型に、そして、地域共生社会をめざした地域包括ケアシステムなどの促進が必至と考えられています。

　第5次改正では、単位数は第4次改正の97単位に比べて5単位増えました（図1-2-1、6頁）。ですが、これまで規定されていた総時間数3,000時間以上という規定は除かれています。

　増えた単位数の内訳をみると、ICT活用能力をつけるために基礎分野を1単位増としたこと。また、臨床判断能力を高めるために、その基盤となる専門基礎分野のなかでも「人体の構造と機能」「疾病の成り立ちと回復の促進」について、1単位増としたこと。そして、コミュニケーション能力やフィジカルアセスメント能力、臨床判断能力の強化をめざし基礎看護学を1単位増としたこと。そして、社会の変化を踏まえ、これまで在宅療養者と家族を対象とした在宅看護論の名称を変更し、地域・在宅看護論として対象の広がり、活動の場の多様化に対応し、地域包括ケアシステムにおいてその役割を果たせるように2単位増としたところが大きな変化です。

　他にもこれまで専門分野は専門分野Ⅰ、専門分野Ⅱ、統合分野と分けて、学習の進度もそれに沿って概ね順序性も決まっていたところがあったのですが、それらの

区分けをなくして、すべて「専門分野」に統一されました。さらに、これまで統合分野にあった「在宅看護論」は「地域・在宅看護論」として、対象の広がり、場の多様化によって、基礎看護学と並行して学ぶこともあることから、領域の順番も変化して基礎看護学の次に置かれているところも注意したいところです。

　こうしたなかで、臨地実習についてみてみると、総単位数は23単位と変わらないのですが、各領域の最低単位数を明記し、残る6単位は学校の特徴を出して、各学校が自由に配当できるようにしたことが大きな変化です。本書で例としてあげている鹿児島医療技術専門学校では、地域・在宅看護論の実習は最低2単位でよいのですが、4単位配当しています。そして、看護の対象が成人期の方は入院患者には少なく、成人看護学であっても担当する患者は高齢者が多かったのが現実でした。そこで、現状に考慮して、成人看護学と老年看護学を一緒にして、成人・老年看護学としてもよい、となりました。

　このようになると、基礎看護学に多く単位を配当する学校もあると思いますし、成人看護学・老年看護学が最低配当の4単位では少ないということで、そこを増やす学校もあります。設立母体が精神病院であれば、精神看護学を多く設定しているところもあります。つまり、これまでのように各学校同じということではなくなるということです。

　さらに、1単位、1時間の考え方が変わりました。「1単位は30時間から45時間で設定すること」と大学設置基準には書かれているのですが、看護師等養成所の運営に関する指導ガイドライン（以下、指導ガイドライン）では、「ただし、臨地実習は45時間とする」と明記されていました。さらに、指導ガイドラインに明確な規定はなかったのですが、1時間は60分とすること、という地方厚生局の指導もありました。それを受けて、これまでは厚生労働省の管轄である養成所においては、1単位45時間、1時間は60分で必ず実習計画を立てていました。それが、第5次改正では、臨地実習は1単位30〜45時間のなかで学校が時間を決めてよい、"1時間"の考え方についても学内の授業時間（ほとんどのところは"1時間"を45分として2時間通して90分で行っている）と同じでよい、ということになりました。

　つまり、23単位という臨地実習時間数はこれまでは、分になおすと23単位×45時間×60分で計62,100分でしたが、これからは学校の判断で、最低であれば23単位×30時間×45分で計31,050分でも可能ということになります。実質、半分の時間数です。各学校の判断に委ねられているとはいえ、ここまで少なくしている学校はあまりないとは思いますが、多くの学校で、時間数は減少するでしょう。卒業時の看護実践能力に学校差が大きくなることが懸念されますし、だからこそ、臨地実習でしか学べないこと、臨地実習だから学べることを明確にして、効果的な臨地実習にしていく必要があると筆者は考えています。

　このように、さまざまなかたちで自由度が増した臨地実習です。各学校は自校の臨地実習の目的・目標、方法などを具体的に臨地実習施設の実習指導者にご理解いただくように十分な説明が必要ですし、実習を受け入れる施設側も、それぞれの学校の目的・目標・方法についての理解に努める必要があります。

いずれにしても、講義・演習で習ったことを経験する、そして、経験をさらに講義・演習で深化させる、この基本を大切にしながら、学校ではどのような能力や職業観を育成するのかの検討を十分に行い、臨地実習施設はそれらの理解に努め、学校と臨地実習施設が1つの方向に向けて協力し合うことが、臨地実習の成果を高めると考えます。

看護学教育における臨地実習の位置づけを、改めて以下のように整理したいと思います。

① 看護基礎教育の教育課程で、授業時間数の 1/3〜1/4 を占める重要な授業である

② 量的なものだけでなく、看護基礎教育の特徴的で中核的な授業形態であり、看護実践能力育成に欠かせない授業といえる

③ 専門領域（基礎看護学、地域・在宅看護論、成人看護学、老年看護学、小児看護学、母性看護学、精神看護学）で組み立てられた枠組みを基本として、各学校が自校の教育理念、教育目的・目標に照らして、どのような卒業生を育てたいかによって、柔軟に単位数を規定することができる

④ 学校と臨地実習施設が臨地実習の目的・目標・方法などを共有して、実習指導を行うことで臨地実習の効果を高めることができる

⑤ デュアルシステム（学校と職場をつなげる往還的教育体制）を志向することで、看護師に求められる実践能力を培うことができる

---

**教育課程の語源**

---

クレーレ（currere）「走路」を意味するラテン語に由来する。杉森・舟島は「教育課程とは学生たちが、学校の教育目的に即して望ましい成長・発達（変化）を遂げるために必要な諸経験を、彼らに提供する意図的・組織的な教育内容の全体計画である」[3]と定義している。　　　　　　　　　　　　　　　　　　　　　　　　　　　（池西）

---

## B　授業としての臨地実習を理解する

---

筆者は、臨地実習を「**学習者と対象（患者）、学習者と実習指導者・教員、対象（患者）と教員・実習指導者が相互に関係しあって、対象のもつ健康上のニーズに対応していくことを学ぶ経験型の授業である**」と前節で示しました。また、より明確に臨地実習の特徴を表した、杉森・舟島による看護学実習の定義も発表されています。「学生が既習の知識・技術を基にクライアントと相互行為を展開し、看護目標達成に向かいつつ、そこに生じた現象を教材として、看護実践能力を習得するという学習目標達成を目ざす授業である」[4]とするものです。この定義からは、授業としての臨

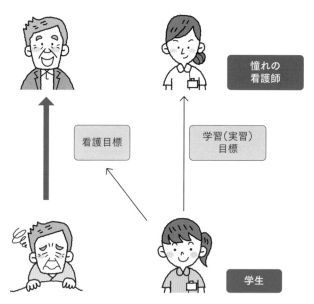

図 1-3-4　看護目標と学習目標①

地実習の特徴がよく理解できます。だから看護学を学ぶのに臨地実習が不可欠なのである、ともいえます。

　前述したように、授業とは「教師と生徒（集団）とが、一定の教科・教材を媒体として働きかけあう形ですすめられている人間的営為」ですが、授業成立の要素は、①教える側（教員・実習指導者）と学ぶ側の相互作用がそこにあること、②それは「教材」を媒体とするものであること、です。授業のなかでも、臨地実習が複雑で難しいのは、「教材」が「人」であったり、完全に再現することが困難な「現象」であったりするためです。そして、教える側が複数であることも複雑になる要因です。しかし、これが看護を教えるには欠かせない教材であり、環境だと考えています。

　もう1つしっかり理解する必要があることが、**「目標が二重構造になっていること」**です。患者の看護目標に向けた活動に精一杯取り組むことを通して、自らの学習目標達成をめざすのです。看護目標と学習目標の2つの目標が存在するということです（図 1-3-4）。

　学生が、看護目標達成に向けて精一杯努力をすることは何より大切です。学生の知識・技術、あるいは個々の能力、また、限られた実習期間のなかで必ずしも目標の達成が期待できるわけではありません。ですが、その活動を通して、学生は実習目標の達成をめざします。

　具体例を示しましょう。呼吸困難があり、生活に支障をきたしている人を受け持ったら、呼吸困難の軽減を図り、日常生活に支障がなくなるように（看護目標）援助します。しかし、症状の軽減は一朝一夕には困難ですし、日常生活の援助技術もまだまだ未熟です。限られた実習期間では看護目標の達成は困難なこともあります。しかし、それが基礎看護学実習で「健康障害を持つ患者と適切なコミュニケーションを図ることができる」という実習目標であったとすれば、呼吸困難のある患者を受

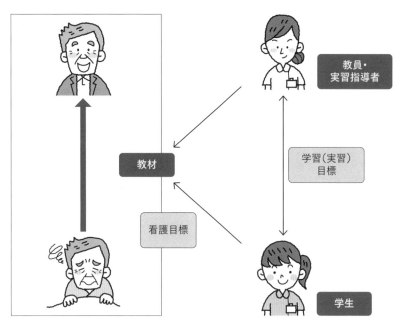

図 1-3-5　看護目標と学習目標②

け持ち、自分では経験したこともない苦痛を持つ患者に寄り添い、看護に必要な情報を患者から得ることができ、それをもとにどうすればよいかを考えることができれば、**実習目標は達成**と評価できます。

　別の言い方をすると、臨地実習は、患者および患者の看護目標・看護活動を教材にして、学生の実習目標達成を期待する「授業」であるともいえます。

　こう考えると臨地実習における教員・実習指導者の役割は大きく、学生が達成できない看護目標をどう達成するかを考える必要がありますし、看護目標が達成不十分ななかでも、どうすれば学生が実習目標へ到達するかを考える必要があります。

　つまり、患者の看護目標と学生の実習目標を同時に見ていく必要があります。そのときに大切なのは教員・実習指導者の連携です。患者の看護目標達成に向けては、実習指導者の役割が大きく、学生の実習目標達成に向けては教員の役割が大きいものです。そして、両者の不可欠な話し合い、連携によって、患者に最善の看護を提供しつつ、学生の学習を促進するのです。

　臨地実習は授業です。ですが、教室で学生を対象として行う授業とは違う特徴がここにあります。そして、それに伴い二重の**目標**が存在します。授業成立に不可欠な「教材」は、患者およびそこで行われる看護実践です。

　どんな「教材」を提示するか、そして、それをどう効果的に使うか、ここが教員、実習指導者の指導力が求められるところです（図 1-3-5）。

## C 「教材」化と「発問」

### (1) 看護場面（現象）の「教材」化

　授業の良否は、「教材」と「発問」づくりによるところが大きいと筆者は実感しています。この力量をつけることが指導者（教員・実習指導者）に求められます。

　教材とは、「教えたいこと」を"形"にしたものです。教えたいことは往々にして「見えないもの」が多いのです。例えば、「患者に寄り添うこと」を教えたいと思うとき、「患者に寄り添うこと」は、形にはならず、見えにくいものです。それを見聞きでき、観察されうる事実（現象）である「看護実践」を教材にして、学生に教えるのです。例えば、呼吸困難のある患者のベッドを挙上し、横に座って、背中に手を当て「そばにいますね、一緒にゆっくり腹式呼吸をやってみましょうか」と言います。しばらくすると、患者の呼吸数が減少し、表情が穏やかになったことに学生は気づきます。この看護実践（現象）が「教材」です。

　「患者に寄り添うことが看護の基本です。寄り添いなさい」といくら学生に説明をしても、「寄り添うこと」を学ぶことはできません。看護実践（教材）を通して、自分で「ああそうか、寄り添うってこんなことか」と思えるのです。

　このように捉えると、臨地実習は教材の宝庫です。どんな場面も、どんな実践でもそこで行われていることは、すべて看護を教える「教材」になり得ます。講義・演習の場合は「教材づくり」に苦慮するのですが、臨地実習ではそれはありません。

　ですが、臨地実習で気をつけたいのは、あれもこれもたくさんあるだけに、今この学生にはここを教えたい、まずこれを教えて、これができたら次に、などと優先順位については考慮すべきです。そうでないと、学生はパニックになります。いきなり看護師になれるわけではないのですから、基礎看護学実習であれば、初めて患者と出会い、病院という慣れない環境に身を置くのですから、理解できる範囲にも限りがあります。どんなレディネスの学生かも知っておく必要があります。

　また、基礎看護学実習の実習目標は何か（教えるべきこと）、ということを十分理解して、今は何を大切に教えるか、を考えて「教材」を選ぶ必要があります。ここの作業については、第2部（**臨地実習の学習指導案の作成、91頁**）で詳述します。

### (2) 「発問」

　前述した呼吸困難の患者の看護実践を「教材」にして学生に提示しても、それだけでは「あの看護師さん（が）すごい」で終わってしまう学生も多いのが現実です。また、1つの援助技術だけを捉えて「呼吸困難があるときはベッド挙上と腹式呼吸がいい」と理解する学生もいます。こうした多様な学生たちに、この看護実践（教材）から「寄り添うということ」を教えるには、教える側の「しかけ」が要ります。さまざまな「しかけ」があるのですが、最も有効なのが**「発問」**というしかけだと

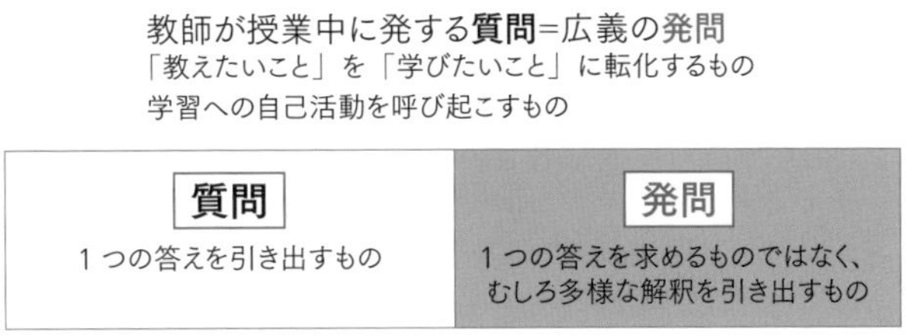

教師が授業中に発する**質問**=広義の発問
「教えたいこと」を「学びたいこと」に転化するもの
学習への自己活動を呼び起こすもの

| 質問 | 発問 |
|---|---|
| 1つの答えを引き出すもの | 1つの答えを求めるものではなく、むしろ多様な解釈を引き出すもの |

**図 1-3-6　発問と質問**

筆者は考えています。看護実践（現象）を「教材」にして「寄り添うということ」に学生が気づくように、しかける「発問」のスキルです。

　発問とは「問うことにより、学習者が意識していなかったことに気づかせるもの」[5]といわれます。同時に「学習者を思考せざるを得ない関係のなかに立たせることが発問の使命である」[5]ともいわれます。「教材」を通して学生に「教えたいこと（授業の主題）」について考えるように仕向けるものです。

　ここで、発問と質問の違いを整理しておきます。

　図 1-3-6 のように、広義で捉えれば、質問も発問も、教師（教員・実習指導者）が「教材」を提示して考えさせようとするものという意味ではどちらも「発問」です。ですが、厳密に区別をすると「質問」は 1 つの正答を期待して問うもの、です。通常、質問は、自分が知らないことを知っている人に教えてもらうために問うものです。ただ、授業での場合は、教員・実習指導者は、当然知っている事柄について、それを知らないかもしれない学生に学習を促すために問うのです。このとき、学生は「間違ったらどうしよう…」と緊張します。時には頭が真っ白になって思考するどころではなくなります。それでは発問にはなりません。例えば「呼吸困難の定義って何？」という問いは既習の知識を想起させ、正しい回答があるものですので、「質問」といえるでしょう。このような質問を重ねると学生は緊張して知っていてもうまく答えられない、という事態もあります。思考せざるを得ない状況において、それに立ち向かう前に学生は思考停止をして問いを投げ出してしまうことがあるということです。

　一方、狭義の「発問」は、回答は 1 つではないのですから、間違いはあまりありません。そうなれば考える余地が出てきます。時には教員・実習指導者が思いつかないユニークな回答を出す学生もいます。

　具体的に記してみましょう。患者さんの苦痛を緩和する看護について考えてほしいと、「どうすれば患者さんは楽になるだろうか」と発問します。目の前にいる患者さんの苦痛を学生は受け止めていますので、なんとかしてあげたいと思う気もちがあれば、学生は自ら考えようとします。しかし、「どうすれば患者さんは楽になるだろうか」という発問は、なかなか回答が引き出せません。学生が思考停止せずに、むしろ、どうしたらよいかを自ら考えるようになるには、もう少しテクニックが必要です。

　いきなり「患者さんにどんな看護が必要だと思う？」というような発問をすると、

確かに答えは 1 つではないのですが、今度は何から、どう考えていけばよいのかが わからずとまどう学生が多くいます。その場合は、向山の示す発問の三原則[6]も参 考になるでしょう。「患者さんはどんなふうに思っているのだろう（知覚語）」、時に は選択肢を示して、「どっちだと思う（選択させる）」と問う、そのうえで「なぜそう 思ったの？（根拠）」、そして、そのうえで、本題である「どんな看護が必要だと思 う」と問うと、知らず知らずに学生は必死に頭を働かせて、考えて期待する回答を 引き出すことができます。これが、思考せざるを得ない状況に学生を立たせること になるのです（図 1-3-7、8）。

　「この患者さんはどんな方？」「患者さんはどんなことにお困りだろうか？」「患者 さんは何をしてほしいと思っておられるだろうか？」などは、一般的に患者理解に つながる「発問」といえます。

　さらに発問について、より具体的な実習指導の場面で考えてみましょう。

| 場面 |

> 　慢性心不全で積極的な治療は望まず、終末期を迎えている高齢の患者を担当し たのは、3 年後期（最終学年）の、あと 2 つの実習を残し、統合実習に進む学生 A です。実習の主な目標は「対象の健康状態に応じた看護が実践できる」というも の。実習 2 日目でまだ、看護計画は立てられていません。
>
> 　午前の検温を終えた学生 A が報告にきました。「10 時検温の結果です。体温 36.2℃、脈拍 122/分、血圧 128/72、呼吸数 20/分、昨日から便が出ていないと言っ ておられました」と淡々と報告します。

　この場面を「教材」にします。教員・実習指導者はこんな学生 A に「バイタルサ インの測定は患者の状態を把握する大切な機会であると理解してほしい。得られた 情報を看護につなげるようにしてほしい」と願います。これが「教えたいこと」で す。淡々と報告する学生 A に「あなたは心不全の患者さんの苦痛をわかろうとして いるの？」とそのまま教えたいことをぶつけても、効果はありません。**学生は叱ら れた、と感じるでしょう。**

　発問で大切なのは、学生が自ら考えようとするように仕向けることですので、ど うしたら考えるか、そこから教員・実習指導者が考える必要があります。学生はど んな思いや理解でそう報告するのか、を考えてみることが大切です。

　相手に考えさせようと思えば、まずは学生の思いや理解の範囲を私たちが知るこ とです。このような場合の学生の思いや理解の範囲は大きく 3 つあります。1 つめ は、検温したら報告をしなければならないというように、機械的に業務のように受 け止めている学生。2 つめは、患者に寄り添えない、患者の苦しさを理解しようと 努力できない自己中心的な学生。3 つめは知識不足で、心不全の患者の示す数値の 意味がわからない学生です。

　1 つめ、2 つめのような学生には患者のつらさを理解してほしいと思いますので、 例えば、「患者さんの表情はどうでしたか」「患者さんはどうおっしゃっていました

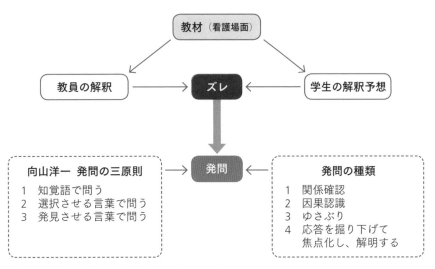

図 1-3-7　効果的な発問づくりのテクニック

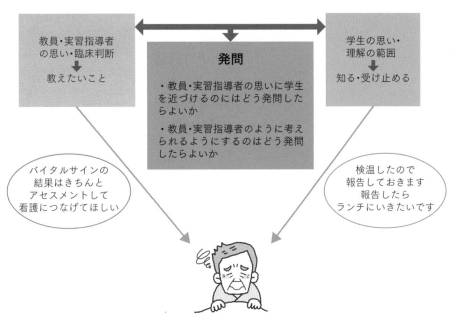

図 1-3-8　発問をとりまく教員・実習指導者の思いと学生の思い

か」と**患者に目を向ける発問**が大切です。患者の苦痛を少し受け止められたら、「お食事は召し上がれそうでしょうか」「トイレの移動はご自分でできそうでしょうか」と看護援助につながるように発問をします。そうすることで、バイタルサイン測定の意味に気づき、看護を考えるようになることはよくあります。

　3つめのような学生には既習の知識を想起させることが必要ですので、まずは事前学習などで学んできたことを繙いたり、書籍を活用して数値の意味あるいは心不全の症状の学習をする必要があります。ここは既習の知識ですから、時間をとって教える必要はありません。自分で調べる時間を与えればよいのです。しかし、次の

援助までに時間がないという場合はすぐ教えることが必要なときもあるでしょう。患者の状態も、環境も変わることがありますので、現場で貴重な経験が積めるように最善の支援を考えたいと思います。こうしたタイミングで考えたいことは、指導の方法です。臨地実習は小集団の学習グループで活動します。手の空いている学生は必ずいます。その学生たちを巻き込んで、**教え合う学習——協同学習**の手法を取り入れてみることです。

　自らが学習したことをさらに他者に教えるという活動が最も効果的な学習方法だと、筆者は現場で体験してきました。お互いに協力して、教え合う、学び合うことができるとよいと思います。既習の知識が身についていない学生にはこのような方法を用いて、知識を確認します。そうすると筆者の経験からは、そのような学生は案外、患者の苦痛を自分のことのように思える人が多いので、好循環が生まれます。そうでなければ1つめ、2つめのような発問をしていきます。

## （3）どんなときの「発問」が効果的か

　まずは、なんといっても、①学生が困っているときに「発問」で導くとよいのです。答えを教えるのではなく、困っている学生に考える方向を指し示すための「発問」は、学生もなんとかしたいと思っていますので効果的です。それ以外にも、②患者さんのことがみられておらず（寄り添えていない）、自分自身の都合だけを考えていると思われる発言をするときに、**「患者さんは…」を主語にした「発問」**は効果があります。最後は、③教員・実習指導者が、ここが大切と思うところに学生が気づかないときです。看護場面をみて、ここで考えてほしいと思う場面で「考えられないとき」「考えようとしないとき」には、考えるように仕向ける「発問」が有効です。

　教えたいことは、究極的にみれば、学生が「看護師のように考え、行動できるようになる」ということですので、教員・実習指導者の教えたいことを超えて、自ら考え、行動できるように仕向けていくのが「発問」と考えます。

　まず、教員・実習指導者がこの場面（教材）で何を教えたいかを明確にする。そして、学生はどう思い・どう理解しているかに思いを馳せて、そのうえで、どう「発問」するかを考えるのです。ぜひ、よい「発問」をしてみてください。

（池西静江）

**文献**
1) 天野正輝：教育の基礎理論. p95, 文化書房博文社, 1997.
2) 寺田盛紀：日本の職業教育　比較と移行の視点に基づく職業教育学. p2, 晃洋書房, 2009.
3) 杉森みど里, 舟島なをみ：看護教育学, 第7版. p84, 医学書院, 2021.
4) 杉森みど里, 舟島なをみ：看護教育学, 第7版. p258, 医学書院, 2021.
5) 吉本均（著）, 阿部好策, 小野擴男（編・解説）：吉本均著作選集2　集団思考と学力形成. p108, 明治図書, 2006.
6) 向山洋一：発問の法則性を求めて. 社会科教育：23, 1986.

## 4

# 臨地実習指導に求められる能力
## 現場で活きる4つの力

　看護基礎教育に欠かせない、そして、最も効果的な臨地実習、その指導を行う者にはどんな能力が求められるでしょうか。資格要件は「看護師資格を有し、一定の経験があること」。そのうえで指導するために必要な能力として、本章では4つの能力を示します。A：看護師のモデルを示す能力、B：関係調整能力、C：学生の力を見極め、引き出す力、D：小集団（グループ活動）を動かす力です。

　Aは臨地実習にこそ学生の憧れがあり、めざす目標があるわけで、学生の意欲は大いに刺激されます。Bは実習の場ゆえに、学生・教員以外に患者（利用者）、実習指導者といった4者間の関係調整が必要です。Cは人を育てるには、学生が主体的になれることが大切です。どうすれば学生のモチベーションを高く維持できるか、それを知って活用する能力も必要です。Dは集団を対象とする教育です。臨地実習だと一人ひとりの学生に関わることが多いのですが、最も効果が高いのは、人に教えることです。お互いに教え合う場をうまく活用する必要があるでしょう。具体例を交えて紹介します。　　　【池西】

---

## A　「感動」こそ欠かせない──モデルを示す能力

---

　看護実践能力の向上には、実践能力のある人を**真似る**ことが一番の近道です。学生が新しい看護技術を身に付けようとするとき、手順の書かれた説明文を丸暗記しただけでは、技術練習さえ上手くできないでしょう。見本となるパフォーマンスを一見することで、看護師の大まかな体の動きや細かな手先の動きがイメージ化できるだけでなく、その手際のよさに感動を覚えるものです。実は、この「感動」こそ看護実践能力の向上に欠かせません。

　自分の技術に信頼感を持つことは、学生の信用を得ることにもつながりますから、日ごろから技術力を高めておくことも大切です。しかし、看護実践能力は単なる技術習得で向上するものはありません。人との対話の中で相手の気もちや思考を察知するとき、看護師の自然と出てくる言葉や表情は、その状況に応じて流動的でなくてはならず、この「感覚」や「コツ」を掴むためにはさまざまな場面で見（魅）せることができる看護師の存在が重要となるのです。

　筆者（辻野）が看護師となり3年目が過ぎた頃、当時の勤務病院の看護部長から「実習指導をやってみませんか？」と声を掛けられました。まだ経験年数が浅く、熟練した技を持つ看護師が他にもいるのに、なぜ未熟な私なのか？　と疑問でした。興

味はあったのですが本当にお引き受けしてよいものか、次第に不安な気もちも込み上げて、返事に悩みました。後日、思い切って「その役割が私に果たせるか不安です」とお伝えしたところ、「学生にとって（看護師の）モデルになれそうだと思ったのよ」との返事が。つまり、学生にとって実践のスペシャリストばかりが実習指導者なのではなく、**目指してみようと思える身近な存在としてのモデル**も必要だということだったのだと思います。

　モデルのタイプは多様性も必要であり、例えるならば、身近な存在となる「読者モデル」、プロフェッショナルの技を見せる「一流モデル」、さらにあこがれの存在である「カリスマモデル」と言ったところでしょうか（図1-4-1）。それ以来、筆者は自分の看護実践が常に他者に見られているのだと意識するようになりました。不思議なことに、髪の色や化粧の仕方にまで「看護師らしさ」を追求するほど、仕事に対する意識も高まりました。それが看護部長のねらいだったのかもしれませんが、上の一言が筆者の看護教育者としての原点となったのは間違いありません。看護師のモデルを示そうとすることで、自己の看護実践能力も向上していくわけです。

### （1）「読者モデル」的な存在：基本に立ち戻って看護できる

　「読者モデル」的な存在に大切なのは、基本に立ち戻って看護できることだと思います。自分が無知であることを知り、わからないことや困った事象に出会ったときには、必ず書籍を繙いて調べること。急いで解決したいときには先輩看護師や師長に助言を求めること。不慣れな看護技術について、随時練習を行うこと。できるだけ患者やその家族の元へ訪室し、とにかく話を聞くこと。

　筆者は、実習指導者が自らそんな姿を学生に見せる、示すことに大きな意味があると思っています。実習で上手くできないことがあったとき、誰かが勝手に教えてくれるわけではありません。どうやって基本に立ち戻るかの見本を示すことが、最も大きな役目です。筆者が実習指導者として歩みだした頃、とにかく何でも学生と一緒に行いました。看護計画が大雑把すぎる学生であっても、一緒に実践すればその大雑把さに気づくだろうと思っていました。自身が失敗したときは、どうやってそれを補うのかも一緒に考えました。

　筆者にとって思い出深いのは、脳性麻痺の幼児に実施した入浴介助です。この幼児は年齢相応の体重があるのですが定頸しておらず、もちろん浴槽での座位保持はできないので、とにかく入浴介助は大仕事でした。初日は学生に教えるというより、学生に手伝ってもらうという感じで、2日目は前日の筆者の手技を学生が真似して、筆者がそれを手伝うような状況でした。3日目には役割分担を決め、4日目からは阿吽の呼吸ができ上がりました。学生は自分にできることを示されたことで、その児にとってより効果的な方法とは何かを自分で見いだせたようです。結果、学生は「入浴介助は2名で行う」「○ちゃんの右側に△△を置く」など、私が意図して行っていなかったことまで、その根拠を示し看護計画を立案できました。ここまで記載できたのは、筆者が看護師モデルとして看護技術の基本である安全・安楽・自立・個別性をきちんと実践できた証にもなりました。内心では、学生に助けられてほっとし

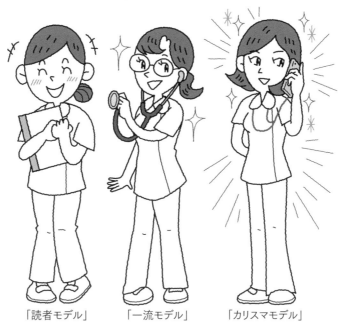

「読者モデル」　　「一流モデル」　　「カリスマモデル」

図 1-4-1　看護師モデルの多様性

たというところです。

### (2)「一流モデル」的な存在：応用し、言語化できること

　「一流モデル」的な存在に必要なのは、看護の基本となるものを応用できることと、それを言語化できることでしょう。"自分だけが感覚的にできていること"は、それを実演して見せるだけなら何の問題もないのですが、伝承となると困難です。例えば、体動によって疼痛のある患者に対し、ものすごくスムーズで圧巻ともいえる見事な体位変換の場面を学生に見せることができたとしましょう。でも、この学生に「なぜその方法を選択されたのですか？」と質問されたとき、「いつもこの方法だから」と答えてしまったら、学生はがっかりするに違いありません。ここで、「仰臥位から側臥位への体位変換は『トルクの原理』で、立てた膝を倒すと自然に腰や背中がついてくるよね。でもAさんの疼痛は体のねじれで増強するから、最初に体をコンパクトにしてもらってできるだけ体がねじれないように支えていたのよ」などと理路整然と回答できれば、学生は目を輝かせて感動するでしょう。つまり、**明確な根拠をもって回答できる指導者が「一流モデル」的な存在である**といえます。

　加えて、学生にとってわかりやすい表現で伝える力を持ち合わせると、もうワンランク上のモデルです。経験を積めば積むほど、「一流モデル」らしい風格も自ずと付いてくるでしょう。筆者が実習指導者として 3 年目、学生カンファレンスに参加し看護の方向性について助言したときの話です。細気管支炎の乳児の看護として、呼吸困難の改善について話し合っていたとき、学生が吸入ばかりに着目していたので、「この乳児には吸引も必要ですね。看護計画の中に入れておきましょう」と助言しま

した。学生は、単独で実施できない看護行為だから書く必要がないと思っていたようです。困った表情のままカンファレンスは終了しました。

筆者はその学生の困惑に対し、とにかく実践を見てもらいたい気もちで、その乳児の吸入の時間に合わせて吸引するタイミングを見計らい、学生を同行させました。その場では、特に学生に何も説明せず、母親への説明、吸引と吸入の準備、児の固定と吸引、直後の安楽の保持、最後に吸入（このときは、痰の分泌量がかなり多く、先に吸引を行う判断をしました）を実施し、一連の行為を見てもらいました。すべてを終えて学生に感想を聞くと「吸引があっという間に終わってすごいと思いました」と答えてくれました。これは筆者のねらい通りです。見せたいのは吸引の手順なのではなく、臨床の看護師（筆者）の説明の仕方や吸引するときの立ち位置、物品配置、分泌物の観察、そして吸入までの一連の動線です。また、そのときの乳児と母親の反応を見てほしかったのです。安全と安楽を確保する一連のケアが流れるように実践されるのを目の当たりにし、これで1つの呼吸困難を緩和するケアだと気づかせたかったのです。この乳児では、吸引の実施が、その後の吸入をより効果的にします。学生には改めてケアの根拠を説明し看護計画にどう反映できそうか確認しました。どうやって見（魅）せるかは、学生の自然な動きに任せることもありますが、意図的に仕掛けることができるのも「一流モデル」だといえるでしょう。

筆者自身の臨床での実習指導者としての経験は7年ほどですが、振り返れば「読者モデル」的な存在から、いつしか「一流モデル」的な存在へと成長できていたように思います。正確には、"学生のまなざしが、私を「一流モデル」へと成長させた"というべきかもしれません。その後、筆者は看護理論や看護教育を学び直し、これまでの自分の経験知を整理整頓しておきたいと思うようになりました。これは、特別なことではなく「一流モデル」ともなればよく経験することの1つだと思います。もっと専門性を追求して知識量や技術力を向上させたい、自分の可能性を信じて新たな資格取得に挑戦したい、管理職として病棟や病院全体の看護の質向上に努めたいなどといった思いを抱く方もおられるでしょう。反対に、看護職としての経験を一段落して別の道を選択する方もいると思います。ここが「カリスマモデル」の道に進むかどうかの分かれ道かもしれません。

### (3)「カリスマモデル」的な存在：看護を科学として分析し、広く発信できる

筆者は看護基礎教育の道に進み、看護実践から少し離れた場所に身を置くことを選択しました。そもそもさらに上の臨床の「カリスマモデル」的な存在になる器でもありませんので、これ以上語る資格はないかもしれませんが、筆者のあこがれる「カリスマモデル」的な存在には何が大切かを考えてみました。それは、自己の看護実践を科学的に分析し、院内外を問わず積極的に発信できることだと思います。

例えばその病院に感染症看護の専門看護師がいたとしましょう。幸運にもその看護師が学生の実習している呼吸器内科病棟に出向き、感染管理に関する現場指導をしているかもしれません。その方こそ「カリスマモデル」なのですが、学生がその一瞬に「カリスマモデル」に気づけるでしょうか。目指す頂点を見せなければ、そ

れ以上の夢を描くことはできません。学生が素晴らしい看護師に出会ったとき、衝撃や興奮を味わって将来の目標として自己投影することも少なくないのです。「今日は14時から院内感染対策チームのカンファレンスがあるのよ。この方が感染症看護専門看護師のAさんです」などと、ぜひご紹介ください。できればそのカンファレンスに学生が参加できるような、実習指導者の配慮を願うところです。看護師のモデルを示す能力とは、自分を見てもらうだけでなく、だれをモデリングするかを提示することでもあるのです。

　看護師は、健康問題を持つ人をケアするプロフェッショナルです。ですから、「人を支援する」とはどういうプロセスか、日ごろの経験を通して理解しています。すなわち、支援するために必要な情報を探し、その状況を解釈する中で問題を見つけ、それを乗り越えられる人であるということです。学生の苦手とすること、躓きやすい事象、その克服方法について、誰を、もしくは何を学生に見（魅）せるかについて指導者は感覚的にわかるはずです。プロフェッショナルの技には「感覚」や「コツ」があることを自覚し、それをいつ、どこで、どうカッコよく見せるか、時には本当のモデルになったつもりで演出してみてください。

　最後に、学生は看護師のカッコ悪さについてもよく見ています。派手な色や乱れた頭髪、華美なアクセサリー、白衣の汚れ、場所を選ばない私語は、「不潔」「危険」「不謹慎」の代名詞です。厳しく指導されている学生にとって、指導者に品がないのはモデルとして失格です。勤務中の服装について、若干寛容な病棟もありますので、その場合は学生が納得できるよう院内の規定について事前に提示することをお勧めします。また、実習指導者や教員が間違ったとき、失敗したときなど、たとえ小さなことであってもそれを素直に認め、相手に謝り、その姿も見てもらいましょう。完璧だと思われている人ほど、しくじりを隠蔽しないという態度を見せるべきです。

## B　人と人をつなぐ役割——関係調整能力

　実習展開をどうするか、受け持ち患者をどの方にお願いするか、というような事前の段取りは、学生には見せない裏方の仕事といえます。この事前の調整がどれだけ上手くいったかで、実習はおおよそ8割が成功したと言っても過言ではないでしょう。

　ここで、筆者の実習調整ノート（図1-4-2）を紹介します。臨床で実習指導をしている頃から、このようなノートを年度ごとに1冊ずつ作成しています。近年は個人情報保護に関する規制が厳しいので、当該学生が卒業したらノートを粉砕・破棄しています。実際には過去のノートを振り返って読むことはほとんどありません。

　実習調整ノートは、自分の担当するグループの実習に関する準備状況と、実習期間内の学生・教員・実習指導者の動きがタイムリーに見えることを目的としています。実習の事前調整は、実習指導に慣れてくると簡単なようにも思えますが、次々

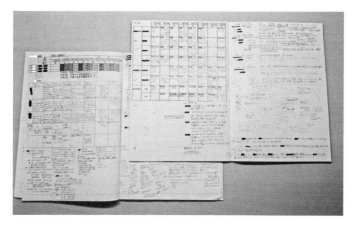

図 1-4-2　筆者の実習調整ノート

と新しいグループを迎えますし、受け持ち患者の選定やその患者の病態・病期も変化する中、何より実習指導者が固定した担当者ではない場合には、ほとんど一から調整を行うことになります。重要なのは、患者・学生・実習指導者といった「人と人をつなぐ」役割ですから、微妙な調整は決してマニュアル化できるものではありません。このノートは、その微妙な感覚を筆者が独自に暗号化・簡略化しています。

　まず、全体が見えていることが大切なので、1クール（実習初日から最終日まで）が一目で把握できるよう、ノートの見開きページに一覧表としてまとめています。この枠組みは、基礎看護学実習、成人・老年・小児など領域別実習、統合実習、いずれも同じにしています。大項目として、①実習日程、②学生氏名、③主なカンファレンステーマ、④教員の病棟への出向、を事前に記載しておきます。実習開始までに実習指導者との調整を終えた時点で、⑤伏せ字に変換した受け持ち患者名と年代、⑥略字に変換した主病名と病期、を追加します。実習が開始したら、⑦その日の実習指導者名、⑧患者の状況、⑨学生の気づき、⑩自分が助言した内容の要点、を記載しています。こうすることで、実習の開始前までに必要な調整が不備なくできることと、実習中に必要な調整が何かが見えてくるのです。また、全体が見えることで、一人の学生に指導が集中しすぎていないか、つまずきやすい初期の段階で効果的に助言できていたか、実習指導を複数で担当していただく場合の認識のずれや指導の齟齬がなかったか、休日を挟むときには効果的な課題を提示できたかなど、実習指導要綱と照らし合わせながら自分自身が俯瞰できるのです。実習終了日には、いつもこの見開き1ページが文字でぎっしり埋まっています。筆者にとっては達成感を味わうときでもあります。実習指導に達成感を感じられるのは、このノートのおかげなのかもしれません。つまり、「本当にこの指導でよかったのか」「何がよかったかはわからないが、何となくうまく指導できた」というような、指導上の後悔や曖昧な自己評価を感じることがほとんどないということです。逆にいえば、記録することがこのノートの目的ではないので、記載することに強制力はありませんし、どこかに提出することもないので文字の美しさや文章力も求められません。それが気

楽に書き留めることを継続できるポイントだと思っています。日ごろの自分の仕事内容を可視化することで、関係調整能力に一役買うといったところでしょう。

このノートはあくまで一例に過ぎず、この通りにすべきとは思いません。

さらに、人と人とをつなぐにあたり、どのような関係に着目すべきかについて、以下にまとめます。

## （1）実習指導者との関係調整

実習を受け入れている教育施設が多岐にわたる場合は、学校ごとに教育理念や教育目的が異なるため、まずは、担当していただく実習の目的・目標を年度ごとに確認しておくとよいでしょう。また、実習指導案の週案や日案は簡潔明瞭な一覧表にして準備しておくと、忙しい実習指導者にとって重宝されるでしょう。

細田らは、実習指導者が認識している指導上の困難として、「実習指導者自身の力量に関する困難、学生との心理的距離に関する困難、学習環境・学習内容に関する困難、学生以外の対人関係に関する困難」という4つの因子を抽出しています[1]。いずれも、できるだけ事前にその困難への対処法を実習指導者と教員の間で確認しておくことが大事だと思います。例えば、ご自身の力量に不安を持たれている場合、教員がいつ出向するのかを実習開始時に提示しておくと、それだけで安心されます。

また、学生一人ひとりの気もちや学習進度を理解できないといった実習指導者の感情に対しては、実習の終盤に差し掛かってから生じることもよくあるため、いつでも相談が受けられるという教員側のオープンな姿勢も大切になります。

もう1つ、筆者が調整で大切にしていることは、病棟師長との連絡・相談・報告です。特に報告では、学生の進捗状況よりも、実習指導者が学生のためにどれだけご尽力いただいているかをお伝えしています。実習指導者は学生や患者についての連絡・相談・報告を必ず病棟師長にされていますが、ご自分の頑張りを報告することはほとんどありません。教員はこの報告されない「重要事項」に光を当てることにより、実習指導者は病棟師長から頑張りを認められ、実習指導が順調に遂行できていることを実感できる機会となります。また、教員との連携や調整が上手くできていることが周知の事実となることで、他の病棟スタッフにも協力が得やすくなってきます。

## （2）学生と患者の関係調整

受け持ち患者の選定は、基本的に実習指導者にお任せします。実習目的や実習目標に応じた年齢・病態・病期・治療・看護実践について、あくまで理想的な患者像を実習指導者にお伝えするに留めておきます。選定者が決定すれば、次に教員が説明文書と同意書を持参して、正式に依頼します。施設によっては専用書式が用意されていたり、実習指導者が説明と同意確認まで行うところもあります。いずれにしても、学生の看護実践が患者にとって不利益とならないよう、きちんと説明します。

そのとき大切なのは、最初の挨拶で生まれる第一印象です。学生にとっても患者にとっても負の感情を抱いてしまうと、実習という波に乗り遅れてしまいます。教

員は、挨拶の良いタイミングを見計らい、患者の痛みや不安が強いとき、治療や検査直前のバタバタした時間は避けてセッティングするようにします。

　まずお互いの自己紹介ですが、日本では目上の方に先に目下の者から情報を与えるという意味合いがあり、マナーとして先に学生に所属と氏名を名乗ってもらいます。学生は名乗るタイミングがわからないので、「どうぞ」と教員から一声掛けると上手くいきます。学生が緊張して硬い表情をしていれば、教員は「今日はとても緊張しているみたいですね」と添えてみます。これをきっかけに学生の表情がほぐれれば、あとは流れに任せます。

　不安なときは事前に学生と挨拶のデモンストレーション（予行練習、デモスト）をしておくとよいでしょう。特に、「よそ見をする」「首を横にかしげる」といった癖がある学生は要注意です。患者が学生に話しかけてくださったら、しばらく2人の会話の様子をみて、問題なければ学生を残し教員は退出します。看護師や教員が不在のときほど、本音でお話しされる患者もおられるからです。

　筆者は時々一人で患者のもとへ行き、治療のことや学生のことをお伺いするのですが、患者と教員の関係性が深まりすぎると学生が主体になりにくいので、適度な距離感を保って訪室するように心掛けています。

### (3) 学生と実習指導者の関係調整

　学生が実習指導者のことでよく口にする1つに、「指導者さんによって言うことが変わる（違う）」という不満があります。看護観は人によって異なりますし、患者にとっても時間がたてば状況が変わりますから、いつでも全く同じ看護が再現されること自体ありえないことです。もし、ほとんど変化のない状況であっても助言が異なるのであれば、実習指導者も嫌味やいじわるで助言を変えているわけではないでしょうから、そこにはコミュニケーションエラーが潜んでいると推測します。

　例えば、A看護師が「酸素マスクを外して顔面の清拭をする」と言い、B看護師が「呼吸困難に陥るから、酸素マスクを学生が外してはいけない」と言ったとします。このような状況で学生が困っていたら、自らの考えや以前に受けた助言をB看護師に伝えて、自分の理解が正しいのかを確認すべきだと思います。この場合であれば、「口鼻腔の周囲が汚れている場合はどうすればよいか」「指導者さんと一緒であれば外すことは可能か」などが考えられます。A看護師も酸素マスクを外すのは、サッと拭く数秒を指しておられたかもしれません。とにかく、「言われたことが変わる≒言葉や表現が違う」のであって、「酸素療法中の患者の看護では何が大切か」と言う本質は変わらないことに学生に気づいてもらいたいと思います。このコミュニケーションエラーを解決するには、ぜひ教員が仲介役になっていただきたいところです。学生と実習指導者の衝突を回避するには、たとえ面倒に感じたとしても、看護師に必要なコミュニケーション能力がまだまだ未熟な学生だからこそ一緒に解決していくべきなのです。

　また、実習指導者の方からは「学生の報告がなかった」という報告を受けることがよくあります。こちらも、なぜ報告できなかったのか、学生への確認を怠ったコ

ミュニケーションエラーと考えます。実際に学生の自覚が足りなかったのかもしれません。実習指導者も学生もお互い声を掛けにくくなってしまう前に、早期解決できるよう仲介します。

## C　学びの支援──学生の力を見極め、引き出す力

　指導者（教員・実習指導者）は臨地実習指導の経験が豊富になると、学生を目の前にしたとき、多くのことが見えてきます。中でも、学生のできないところは際立って見えてしまいます。そんなとき、「○○ができていないからダメ」などと、徹底的に**指摘する**のは教育ではありません。教育とは、学生の学ぶ力を**支援する**ことです。学生の不足部分を見つけたときには「実は○○も非常に大事だから、今度はこちらを試してみてはどうか？」など、方向を示すような助言が非常に大切になります。学生は不安な気もちを抱きながら実習に臨んでいるので、指導者の一言で学生が自信喪失してしまうような言動では、看護師になる夢や希望まで失う可能性もあるのです。絶対に避けるべきだと思います。

　しかし、患者に危険が及ぶような考えや行為に対して「○○はダメ」という指摘を要する場面もあります。その場合、いつ、どんな方法で、何を伝えれば効果的であるかを考えるとやはり患者への看護と同じで、学生個々に応じた方法を見つけたいと思うのは当然のことです。そのためには、まずは一般的な学生の傾向性やレディネスを知り、それから目の前の学生に関わろうとする姿勢を持つとよいでしょう。学生の力を知り、その持てる力を引き出すことに、限界はあっても終着点はないのです。

　筆者は、指導者の関わり方によって、学生がどのようにも変容すると考えています。つまり、「○○な学生」というタイプが存在するのではなく、関わり方によって「○○」の傾向性が強まったり、あるいは対照的な方向に変容したりするのではないかと考えます。中でも、表 1-4-1 に例として挙げた５つの項目は、学生の表情や発言の様子から、指導者が直感的にその学生の積極性あるいは消極性を見抜けること

**表 1-4-1　実習に向かう学生の「対照的な傾向性」**

| 肯定的あるいは積極的 | | 否定的あるいは消極的 |
|---|---|---|
| 学習・服装・持ち物に不足がなく事前準備を整えられる学生 | 実習への<br>モチベーション | 実習を受け身に捉え、指示された以上の準備はできない学生 |
| 自分の力で実習のプロセスを乗り越えていく学生 | 実習の原動力と<br>その行動 | 実習での困難な体験で自信を失いそうになる学生 |
| 患者にとってより質の高い看護を考えようとする学生 | 看護に関する<br>知識とその活用 | 自己学習の程度や患者の看護について現状維持をよしとする学生 |
| 失敗体験からも成果を出そうとする学生 | 失敗体験の捉え方 | 不平不満ばかりを口にする学生 |
| 自分で適切な判断ができ行動に反映できる学生 | 判断力とその評価 | 指導者や教員の評価を気にして行動する学生 |

が多く、学生の個別な反応を捉えて指導の方法を工夫することが可能だと感じています。

　学生の反応にはそれなりの根拠があるので、その実習の前後の状況も知っておくと、なお効果的に関われるでしょう。

## (1) 実習へのモチベーションを高める

　事前学習の程度や持ち物の準備は、できて当たり前と思いがちですが、経験のない事象に対してなかなかイメージがわかないのは、誰にでもよくあることです。百聞は一見にしかずですから、教員がさも当然のように「準備が悪い」「○○もできていないの？」などと言ったところで、仕方がないのです。「初めて行く病棟や初めて見る検査・処置なのに、よくここまでできましたね」と、チャレンジしたことをまずは認めていきましょう。指示された以上の準備ができなくても、チャレンジしたこと自体を必ず認めることです。その中で、ものすごく準備ができた学生がいれば、表彰ものです。その準備がどこで活用できそうかなど、具体的に示しながら賞賛すると、さらにモチベーションが高まると思います。

　事前準備の不足が著しいと感じたときは、すでに実習に対するモチベーションが低い可能性があると認識しましょう。成人看護学実習で担当した学生Aさんは、「とにかく実習に行くのが不安です」と言うのですが、そもそも準備が足りなさすぎて話にならないような状況でした。なぜ不安なのか、グループメンバーのいない場所にAさんを呼び出して話を聞いてみたところ、仲の良い学生がいなくて、何を事前に準備すればよいのか相談できなかったということがわかりました。

　Aさんを呼び出したのは、教員としての経験知に基づく「直感」です。グループで集合したときのメンバーの座席や会話する口調から感じ取った、その場の雰囲気でした。実習に向かうモチベーションの高さは、さまざまな要因が影響し合っている可能性があります。実習開始前あるいは開始直後の早い段階で、何らかの支援ができるよう、教員としての準備も大切だと考えます。

## (2) 実習に向かう原動力をふるい立たせる

　実習のプロセスを乗り越えるには、学生自身が「看護師になりたい」という気もちを失わないことが大切です。つまり、自信を失いそうになると、「看護師になりたい」という気もちさえ失ってしまいかねないということです。

　まず、自分の力で乗り越えられる学生に対しては、そのことをきちんと言葉で伝えてフィードバックしておくとよいでしょう。老年看護学実習で担当した学生Bさんは、受け持ち患者の皮膚トラブルを少しでも改善したいと考えましたが、自分の知識と技術では限界があると感じていました。「今日も皮膚の観察を行いました。今の私は担当看護師にそれを報告しているだけで、自分でもできる援助が他にないでしょうか？」と筆者に聞きました。筆者は、Bさんが看護師になりたい気もちを強く抱いていると直感的にわかったので、「Bさんは毎日同じ時間に同じ手順で観察しているのですね。報告はどのようにしているの？」と返しました。何か新しい援助

を提案したわけではありません。しかし、Bさんはその一言で観察と報告がいかに大切な看護であるかを再認識したようでした。翌日、Bさんは報告の仕方を具体的に考えてきました。それは、観察項目をあらかじめ詳細にメモしておき、報告では経日的変化のアセスメントを含むというものです。すると、報告を受ける看護師のほうにも変化がありました。「学生Bさんの観察力はすごいと思いました。それで自分もそれを確認したくなって、対象者さんにしっかり（皮膚の状態を）見せてほしいとお願いしたんです。実は私たちにはなかなか見せてくれなかったので…。よく見ると以前より少しずつ悪化していることがわかりました」と言われたのです。私はその看護師の言葉を聞き、学生が自分の力で前進できたことを確信しました。その後、Bさんは自信に満ちた素敵な表情で実習を継続していきました。学生が患者と素敵な信頼関係を構築できていたこと、チーム医療の一員として役割を果たすことができたこと、この患者の皮膚トラブルに寄り添い苦痛の緩和につながったことなど、Bさんの看護実践を改めて評価しています。

　このケースは、逆にBさんが自信を失いそうになる場面でもあったと思います。Bさんが「助言を受けたからできた」と思わせないように**支援できた**このケースは、筆者にとって教育の醍醐味を味わう経験となりました。

## (3) 学生の発想力を刺激する

　看護師は、患者にとって常により質の高い看護を提供すべきです。学生が患者を受け持つ場合、その質が保障されなければなりません。学生も実習指導者も教員も、一生懸命になってより質の高い看護を追求するのが、実習の理想的な姿です。時には非常に良い成果が見られるケースもありますが、なかなか成果が見られない場合もあるでしょう。短い実習期間で成果が得られないのはやむをえないと思います。しかし、残念ながら、始めから患者の看護について現状維持でよいと考えている学生もいます。自己学習や記録の整理でも、もう少し努力できそうな実力があるにもかかわらず、看護過程の展開に工夫や発展が全く見られないのです。

　小児看護学実習で担当した学生Cさんは、普段から与えられた課題は期限までにやり遂げており、事前学習の提出もきちんと行えていました。情報収集を進める中で、Cさんは「母親は子どもの内服方法に不安感を抱いている」とアセスメントしており、具体的に何を不安に感じておられるのか、さらに情報収集を継続したうえで退院指導していきましょうと、学生・実習指導者・教員間で確認しました。ところが翌日も、翌々日も、進展した様子がありません。Cさんに尋ねてみると、「母親に『内服に不安がありますか？』と質問したのですが、『やっぱり子どもなんだから、飲めなくても仕方ないですね』と言われたんです」という返答でした。つまり、Cさんの中では、母親には内服に対する不安がなく、看護問題として取り扱わない事象となったようでした。看護過程の展開に工夫や発展がないのではなく、学生に思考の転換があったことがわかりました。

　学生は収集した情報を必ずすべて記載しているとは限りません。アセスメントも思考のすべてを記載できるわけではありません。この時、Cさんに対して間違って

いるとか、手抜きをしているといった指摘をしていれば、とんでもない誤解だったと思います。筆者は、学生に再度一緒に訪室することを提案しました。Cさんは母親とのコミュニケーションでつまずいているのではないかと直感的に感じたからです。それは、筆者とCさんとの間でも少し覚える違和感でした。情報収集を兼ねてコミュニケーションのモデリングを示すチャンスでもあります。結局、ドライシロップを溶かす白湯の量が多すぎて薬を飲み残していたことがわかり、児にとっての適量を母親と一緒に考えていくことになりました。

同様に、教員や実習指導者が懸命に後押ししても「これ以上できません」「自分では思いつきません」という言葉で片付けてしまう学生もいます。私は、その学生に実力があると判断したときには、私の考える解決策を提示して、1つだけ具体案を自分で考えるよう宿題を課します。実現可能な内容で、ヒントも大いに与えます。少々の期待外れな計画であっても、考察したり実践したりできたことを「よし」とするわけです。もちろん、学生のオリジナルが少しでも含まれていることを期待しています。一歩前進できたことを賞賛し、実習ではこの前進の積み重ねが非常に大切だと伝え続けます。

### （4）失敗体験を成功体験に転換させる

統合実習で担当した学生Dさんは、学科成績も優秀で、いつも人並み以上の学習量で実習を迎えていました。統合実習は2名の患者を受け持って優先順位を考えながら看護実践し、その合間に夜間実習・管理業務実習などを経験します。Dさんは杖歩行の患者の散歩に関して具体策を考えていたのですが、患者にそのケアを拒否されてしまいました。Dさんにとっては実習での初めての失敗体験です。これまでの実習では、一人の患者に向き合って看護過程を展開してきたので、Dさんは今回の実習で自分のキャパシティーを超えた課題の多さに、焦りも感じていたようです。このような状況になると、たいていの学生は不平不満を漏らします。日ごろは弱音を吐かないDさんも、このときはさすがに「自己学習が追いつかない」「患者に拒否されて、どうしたらいいのかわからない」と落胆していました。

Dさんのこの発言こそ、**失敗体験からも成果を出せる力の証**です。この力の存在を見逃していたら、課題が多すぎるという不満だけが強く印象に残り、プライドも傷ついたまま実習が終わっていたのではないかと思います。筆者は、Dさんが努力家である反面、看護実践では視野が狭くなり、ある一点に集中してしまう傾向があると感じていました。そこで、Dさんに対する私の感覚を実習指導者に伝え、実習指導者が看護実践の中でうまくDさんの長所を伸ばし、短所を補っていただけないだろうかと相談しました。Dさんの発言した「どうしたらいいのか」に対し、打開策は実際の看護場面にあると感じたからです。知識のある学生や考えることのできる学生は、実践を苦手とすることが往々にしてあります。実習指導者はタイミングよく患者のベッドサイドにDさんと訪室してくれました。実習指導者が患者と話している間、Dさんはその様子を傍観する中で、ベッド周囲にさまざまな日用品がところ狭しと置かれていることにはたと気づきます。この患者は、自分専用の空間を

つくり、それをとても大切にしているということがわかったのです。療養環境そのものがよく見えていなかったDさんは、自分の失敗に気づけたようでした。散歩は拒否されましたが、もしかしたら室内（自分の療養空間）での運動や気分転換活動なら気楽に実践できるかもしれません。患者の拒否があったからこそ、Dさんのさらなる成長につながったのだと思います。

　学生の持つ力を引き出すには、教員との対話だけでなく、周囲を巻き込む間接的な手段も大いに活用すべきだと思います。

### （5）悩んだときは学生の行動をよく観察する

　他の学生と比べて「できる」「できない」というレッテルを最初から貼ってしまうと、無意識のうちにそれが相手に伝わってしまうことがあります。学生の一人ひとりを尊重し、将来を担う看護師になってもらいたいという願いをしっかり伝え、熱意をもって関わることが大切だと思います。中でも、実習指導者や教員の評価を気にして行動する学生の傾向性が、患者のケアや記録内容に影響していると感じるとき、その呪縛を取り除く関わりが必要なのではないかと思います。

　基礎看護学実習で担当した学生Eさんは、実習記録に日々の実践の成果として、どこに何を書くのか上手く判断ができていませんでした。そこで、実習記録に「ありのままの事実は左の欄、Eさんが自分で考え、判断したことは右の欄に書きましょう」とコメントを記載しました。翌日、Eさんから「これで正しく書けていますか？」と声を掛けてくれました。読んでみると、記載する場所はあっていましたが、あまりにO（客観的）データが少なく、アセスメントの根拠が浅かったので、「書き方は大丈夫ですよ」と伝え、そのあと口頭でいくつか気になる点を助言しました。おそらくEさんは、「記録が書けない学生と思われている」と感じたのでしょう。その後周囲の学生にも「記録は苦手」「書き方が難しい」などと話し、自己暗示のように「できない」レッテルを自分に貼ってしまいました。筆者は一度も「記録が書けていない」と言っていないのですが、Eさんは、まるで教員が納得するような記録の書き方を目指しているかのように行動し始めました。

　Eさんをこの呪縛から解放できたのは、ある日、実践のよくできたところに対して記録の中に長々とコメントを書いたときでした。書き方の間違いだけに朱色のコメントを書かれる——これが呪縛の原因だったのです。学生の力を引き出すどころか、封じ込めてしまうような関わりでした。口頭では、実践も記録も「できている」部分をきちんと評価し伝えていたので、自分ではまさかの失敗でした。言葉で伝えることは非常に大切ですが、文字にすることも大切だと思います。今では、時間が限られるようなときでも、よく書けている箇所を必ず見つけ、「Good」の4文字をどこかに書き記すよう心がけています。

## D 小集団（グループ活動）を動かす力

### (1) グループ性を見極める

　授業設計が大切なことは後章でも詳しく述べますが、学生一人ひとり個別の実習指導案を作成するのは非常に大変なことなので、実際に作成している教員はまれでしょう。ところが、実習は一人ひとりの学生が学ぶ場であると同時に、3〜8人程度が1つのグループとなって互いに学ぶ場であることに着目すると、「どのように指導すれば互いの学びを共有できるか」を示した実習指導案を作成することが有効です。これなら、自分の専門とする看護学領域でなら少しだけ気楽に作成できそうだと思えてきます。

　小集団への指導では、その教員がこれまでの看護実践によって蓄積した経験知や、グループ・ダイナミックスと呼ばれる協同学習に関する知識が役立つことが知られています。グループ・ダイナミックス[2]とは、集団構成員の相互依存関係から派生する力学的特性で、個人が集団から影響を受けたり、逆に集団に影響を与えたりして、この場合なら実習での学習を効果的に進める力ということになります。あえて言い換えると、グループでなければ達成できない個々の学生の成長を目指すことも可能になるということです。実習で活動する小集団は、カリキュラムに応じた時期に、各実習施設で受け入れ可能な学生人数などを考慮されながら構成されています。つまり、メンバーは実習によって短期的に構成されることもありますし、基礎看護学実習や専門領域別実習など必要に応じて人数もメンバーも随時変化するということです。この構成メンバーの変化に柔軟に対応できる能力が、教員にはとても大切なのではないかと思います。そのためには、小集団による学習活動の原理・原則を知っておくと役立ちます。原理・原則と聞くと堅苦しく感じますが、いわば迷った時の道標となるものとして、実習指導案を作成するときにきちんと盛り込んでおけば、いつでも立ち戻ることができるでしょう。

　益谷は、小集団による学習活動の原則として以下の9点を挙げています[3]。

① 学習目標を具体化した学習課題を全員が把握している
② 学習は個別の取り組みを踏まえた自主的なプロセスである
③ 学習成果は全員の達成度と集団の達成度の両方を評価する
④ 自主性、協調性、創造性は集団によって育まれる
⑤ 利他的な行動や判断ができる価値観は集団で醸成される
⑥ 知的能力は多様で個人によって発揮できる能力は違うので、メンバーは互いに何らかの役割で助け合える
⑦ 活動への参加の平等性が確保されている
⑧ 集団の目標達成に関するメンバーの責任が明確である

⑨　認知的過程だけでなく動機づけの同時的学習を確保する。

　これらの原則のうち、最後に掲げられた「認知的過程だけでなく動機づけの同時的学習を確保する」について、筆者の経験をご紹介いたします。

　学生には、自分1人ではしっかり身についていないような知識でも、人に話す過程で使える知識にできることがあります。筆者の担当する小児看護学実習では学生2人がペアになって1人の子どもを受け持つことが頻繁にありますが、受け持ち患児を決めるときには最初にグループメンバー全員で話し合う機会をつくります。まず、対象児を提示し、どの患者に関心を寄せたか、どんな情報を得たいかなど、徐々に必要な知識を話し合いの中から気付かせることができます。そのうち、「私はAちゃんを受け持ってみたい」と発言する学生が出てきます。なかなかその発言が出ないときには、「Aちゃんの情報に『持続点滴中』って書いてあるけど、この意味がわかる人はいるかな？」などと問いかけてみます。誰もわからなければ、「自分だけがわかってなかったのではない」とホッとして、しかし「教員がわざわざ質問したのだからきっと大事な知識だ」と再認識でき、グループメンバー全員に学習を促すことができます。誰かが答えてくれたときは、その学生が自信を持てるチャンスなので、とにかく「さすが！」と褒めてから、受け持つ動機づけにつなげられるような補足の説明を加えます。学生同士で緊張感なく話し合う時間は、何がわかって、何がわからないか、自分たちで見つける機会ですので、できるだけその間は介入しないでおきます。そのうちに、学生から質問が出てくればしめたものです。このように、学生同士が話し合う機会は実習において非常に価値ある時間といえます。

　話し合う機会として、毎日のミニカンファレンス、中間や最終に行われるテーマカンファレンスなど、適度な緊張感を持って行うものも非常に大切です。他者にわかりやすく伝えるために、知識の使い方や考え方の整理をする必要があります。このとき教員や実習指導者は、学生の意見の不足に対して助言したり、良い意見にはさらに価値づけをします。グループメンバーは学びを共有することができます。ですから、カンファレンスは時間・場所・司会進行の方法・テーマの選択理由など、計画的に準備して限られた時間を有効に使えるようにすべきです。ときどき開始時間が遅れたり、延長することがありますが、できるだけ決められた範囲内で話し合いがまとめられるよう、教員も意識しておくことが大切です。

## (2)「話し合える仲間」をつくる支援

　初めての実習となる基礎看護学実習は初顔合わせのメンバーもいて、グループ活動の場になっても何をどう話せばよいのかとまどっていることがよくあります。特に病棟での学生の緊張感は高く、ただでさえ短い実習期間なのに、個人の学びで精いっぱいで終わることも少なくありません。筆者は、基礎看護学実習用に「カンファレンス自己評価表」（表1-4-2）を用意しています。

　これを実習のオリエンテーション時に1人1枚配ります。初回のカンファレンスはレジュメの用意・司会・タイムキーパーをすべて教員が引き受け、どうやって進

表 1-4-2　カンファレンス参加における自己評価表

| 評価項目 | 1日目 | 2日目 | 3日目 | 4日目 | 5日目 |
|---|---|---|---|---|---|
| 1．思いやりを持って発言できた | | | | | |
| 2．協力しようと積極的に参加した | | | | | |
| 3．司会者の発言に注目・協力した | | | | | |
| 4．発言は簡潔かつ具体的にできた | | | | | |
| 5．わからないときは確認できた | | | | | |
| 6．あらかじめ資料を用意できた | | | | | |
| 7．役割を果たすことができた | | | | | |
| 8．時間配分を考えて行動できた | | | | | |
| 9．メンバーの相互理解が深まった | | | | | |
| 10．自分の考えに発展があった | | | | | |

できた＝○　どちらともいえない＝△　できなかった＝×　該当せず＝／

めるか、資料には何が必要か、沈黙になったときどう対処するか、それぞれの役割に対する手本となります。学生はメンバーとして参加して初回の自己評価をつけます。2回目は自分たちで運営する最初のカンファレンスなので、まだまだ不十分さがありますが、自己評価していくうちに、グループ活動が上手くできていることを実感します。

　学生のグループ活動を促すといっても、教員が手本を示すに留めるだけで十分なグループもあります。例えば、カンファレンスのテーマが「病棟オリエンテーションを通しての学び」の場合、『病棟の特徴とは何だと思いますか？』『実習を始めるにあたり、学生が注意すべき安全面とは何だと思いますか？』などと発問します。この発問によって、正解を答えるのではなく、自分の考えを発言したらいいということがわかります。カンファレンスが沈黙になったり、攻撃的になったりするのを少しでも回避できます。

　グループ活動に有用な要素として、学生がお互いのよいところを知っておくことが大切だと思います。筆者は、『○○さんはカルテの情報がよく網羅されているね』『□□さんは関連図のまとめ方が上手い』など、できているところは人前でほめ、できていないところは個別に伝えるようにしています。どの学生にも程度の差はあれ、得意なところや頑張った部分があるので、それを必ず見つけてメンバーに披露します。ただし、人前でほめられることに抵抗感を持つ学生もいるので、事前に了承を得ておきましょう。ポイントはその学生の個性や特性を見つけることです。みんなに同じことを褒めていると、それはできて当たり前のことだと思い、あまり個人に響きません。お互いの得意なことを知り、何を引き受けて、何を任せればよいのかに気づけば、メンバーで学びを高め合えるグループもでてきます。

　教員の手本だけでは、円滑に活動できないグループもあります。特に「できない

こと」が目立ってしまう学生のいるグループに多いと感じます。記録が書けない、遅刻や欠席が多い、知識量が少なすぎるなど、メンバーも協力したいと思うのは最初のうちで、実習期間が長期にわたれば、非常にストレスフルな雰囲気を醸し出してきます。このようなグループは、「他のグループが羨ましい」「実習がつらい」などの相談を寄せてくることがあります。まずはその感情や思いを受け止め、教員に見えていない「事実」があれば、それを聞きます。告げ口を聞くのではなく、あくまで「事実」を知るのです。そして今度は、事情を抱えているほうの学生にも「事実」を聞きます。すると見えてくるのは、学生同士のコミュニケーションエラーだったりします。「○○ができない」「わからない」「困っている」のサインの出し方が問題だとわかれば、グループ修復の糸口が掴めます。グループにはそれぞれの実習でリーダーを決めている場合が多いのですが、それとは別にグループ内の決定権を持つ「裏」のリーダーが存在することもよくあるので、その学生が今回の問題を肯定的に捉えて、修復の方向へ導いてくれるように、働きかけるのが教員の役目だと思います。

　修復が難しい、あるいは、結成当初から相性の悪いメンバーで構成されているような場合もあります。学生たちが少しでもグループ・ダイナミックスを発揮できるように、会議で実習メンバーを決定するときには、日ごろのクラスの様子や学生の友人関係について、困ったときに助け合える友人の存在や自己管理能力を考慮できるようにします。講義や演習のときだけ学生と関わるのではなく、休み時間の教室にふらっと入って誰と昼食を食べているかをちらりと見る、図書室でどのように自己学習しているか覗き込む、自分の担当する科目以外でも提出課題に目を通す、など教員として日頃から学生を観察することが大切だと思います。

（辻野睦子）

---

**文献**

1) 細田泰子，山口明子：実習指導者の看護学実習における指導上の困難とその関連要因．日本看護研究学会雑誌：27，67-75，2004．
2) 釘原直樹：グループ・ダイナミクス　集団と群集の心理学．有斐閣，2011．
3) 益谷真：小集団による学習活動の指導技法（1）集団を通じて個人を活かす学習指導の原理・原則に関する理解．敬和学園大学研究紀要：107-114，2015．

# 「看護過程」の本来を活かす実習指導

## 臨床判断につなげるために

　1980年代、当時の主流であった経験主義的な教育方法に科学的思考を取り入れるべきとして看護教育界を席巻した感のある「看護過程」。それから40年あまりの歳月が流れ、現代は、そのあり方にとまどう声が現場から漏れてきます。それは看護過程の問題でしょうか。あるいはそれを扱う私たちの使い方の問題でしょうか。筆者は使い方の問題だと考えています。と同時に看護過程に頼りすぎることで、熟考型の問題解決過程に終始し、今、この状況をどう判断し、何をなすべきかという、実践につながる臨床判断能力を十分育てられていないという反省もありました。それが看護師等養成所の運営に関する指導ガイドラインの第5次改正につながったように思います。その「看護師教育の基本的考え方」のなかに「科学的根拠に基づいた看護の実践に必要な臨床判断を行うための基礎的能力を養う」と明記されました。それを踏まえて、本章では看護過程教育を見直すとともに、今、このときに何をすべきかという「臨床判断」につながる基礎的能力をどう育てるかという視点でも、臨地実習指導の方法について見直し、具体的な方法・スキルを呈示して第1部の締めくくりとします。　　　　　　　　　　　　　　　　【池西】

## A　「看護過程」教育がめざしてきたもの

　1980年代、科学的思考の問題解決過程を導入した「看護過程」教育が看護教育界を席巻しました。その後、長きにわたり、ことに臨地実習においては頑(かたく)ななまでに「看護過程」を中心に網羅的に情報を収集し、全体像の把握のうえに、個別的な看護を熟考し、実践する教育を全国で行ってきました。

　筆者は看護師2年課程・定時制の教育現場から看護教員をスタートしましたので、看護過程の学習に取り組む学生たちの真摯な姿に圧倒される気もちがあったことを思い出します。入学までに准看護師としての勤務経験がある学生が多く、「看護過程が学びたくて進学しました」と言う学生もいました。准看護師として、「医師や看護師の指示のもとで看護はできるものの、なぜそうするのか、どんな変化が期待できるのか、もっと効果的な方法はないのかということは考えずに看護を行ってきたが、それではいけないと思う。その答えを見つけるのに『看護過程』を学びたい」と言った学生もいました。そんな、現場で多くの患者をみてきた学生たちには、なぜかはわからずともこんな場合はこうすればよい、という経験知が既にありました。その経験知と科学的な問題解決過程がドッキングしたとき、それは確かに大きな力になったように思います。実際、臨地実習での成果は目を見張るものがありました。臨

地実習の目標の二重構造について前述（**28頁**）しましたが、あのときの臨地実習を振り返ると、ほとんどの学生が二重の目標を難なく達成していたように思うほどです。

　記憶に残る1例を紹介します。脳血栓後にゲルストマン症候群（失書、失算、左右識別障害、手指失認などの症状で知られる脳機能障害）を発症し、その後、肺炎を発症し、長期の入院生活になった患者Aさんを学生Bさんが受け持ちました。AさんはJCS（ジャパン・コーマ・スケール）Ⅱ-10でした。家族の面会も週2回、洗濯物を取りに来る程度になっていました。Bさんはそんな刺激の少ないAさんの日常生活に変化をもたらすことで、少しでもその表情や発語を引き出せないかと考えました。そして、半流動物の食事介助による味覚刺激、手浴・足浴を中心とした触覚刺激、できるだけ座位を保持して外を見せ、許可が出てからは車椅子で散歩に出かける体動の刺激、朝、夕は反応がなくても、必ずご挨拶、声かけをする聴覚刺激を意図的に繰り返しました。そうすると、5日目で座位になると自然に開眼し、見舞いに来られていた妻とBさんの顔を交互に眺めて、笑顔がみられ、その後すぐ泣き顔になりました。6日目には、朝、挨拶に行くと「オ〜」「ハ〜イ」と声を聞くことができました。声を聞くことができたときにはちょうど筆者も側にいて、学生と一緒に感動したものです。

　もともと准看護師として働いていたBさんは、Aさんへの声かけも食事介助も手浴・足浴も、車椅子への移乗も既になかなか手際の良いものでした。Bさんに欠けていたのは、Aさんに何をすればよいのか、なぜそれをするのか、どのような変化が期待できるのか、という**看護の見通しを立てる作業**で、それを「問題の明確化」

---

### 看護過程（nursing process）の定義

　看護の知識体系と経験に基づいて、人々の健康上の問題を見極め、最適かつ個別的な看護を提供するための組織的・系統的な**看護実践方法の1つ**であり、看護理論や**看護モデルを看護実践へつなぐ方法**である。看護過程は、5つのステップ（アセスメント、看護診断［問題の明確化］、計画立案、実施、評価）に分けられている場合が多く、これらのステップは互いに関連して動的に循環し、らせん状に進み、「評価」に基づいて再び次の「アセスメント」へとつながっている。また、看護過程は、看護の対象となる人々と看護実践者との対人的関係の中で成立し、展開するものである。すなわち、看護過程は、対人的援助関係の過程を基盤として、看護の目標を達成するための科学的な問題解決法を応用した思考過程の筋道である。看護過程を活用して看護を展開するためには、次に示す能力や技能を必要とする。その能力とは、問題に気づく能力、問題を同定するための批判的思考能力や意思決定能力、問題解決策の考案に向けた柔軟な創造的思考などの多様な思考力（知的技能）、聴く能力・伝える能力、情報収集する能力などの人間関係の技能、特定の結果や望ましい行動反応をもたらすための方法を展開する技術的技能、看護の対象となる人々の心情を感じ取り、気遣いを行うケアリングの能力である。　　　　　　　　　　　　　　　　　　　　　　　　　（池西）

[出典◉日本看護科学学会　看護学学術用語検討委員会：看護学を構成する重要な用語集.
https://scientific-nursing-terminology.org/　2022.8.1.確認]

「看護目標」「看護計画」として書き表すことで、自分の行為に自信がもて、実践の意図が明確になっていたわけです。筆者はこれこそ「看護過程」だと考えました。この看護過程の学習指導によってBさんは、Aさんのさまざまな情報を体系的に得て、病状について理解し、意識レベルの低下で寝たきりになり、入院が長期になることで刺激が減少し、それが意識レベルの低下につながっていることに気づいたのです。そして、意識レベルの改善に関する文献を検索し、五感への刺激が効果的という知見を得ました。そして、それをAさんの看護に取り入れるために、具体的にどうするかを計画しました。計画が立ってからのBさんの実践力は見事で、それからわずか6日で大きな成果があったというわけです。このとき、実践知と科学的な問題解決過程をドッキングすることの成果を実感しました。

　それ以降、筆者は40年ずっと継続して看護過程を学生に教えています。そのなかで、科学的な問題解決過程を取り入れた「看護過程」は、①情報に基づく偏りのない思考ができること、②今、ある問題だけでなく、この先起こりうるリスクも扱うことで予測的対応が可能になること、③問題解決過程の活用で、エビデンスが明確になり、看護実践に自信が持てること、④実施・評価の過程を経ることで、より個別的な計画立案・看護実践につながり問題解決に近づくことができる、というメリットがあり、教える側にも確信がもてます。

　つまり、看護過程は「看護実践能力」の向上につながる看護実践の一方法だと、筆者はずっと考えているのです。

　しかし2010年代頃から、「看護過程」がよりよい看護実践につながらず、単なる学生の思考トレーニングに終わってしまうという事態が起こるようになってきました。なかなか情報を集められず、時間をかけてやっと集め、さらに時間をかけて看護計画を立てるのですが、その数日で患者の状態は変化して苦労して立てた計画は使えない事態になる、ということです。こうなれば、その計画は看護実践に活用できないものなのです。このようになった理由は、まず在院日数の短縮です。前述した学生Bさんの時代の平均在院日数は40日ほどで、現在の約3倍です。3週間の受け持ち期間で1人を担当すればよかった時代です。次いで、急性期の患者が多くなり患者の状態の変化が著しいことが挙げられます。Bさんの時代は社会的入院というケースがあり、Aさんもそれに近い状況でした。しかし、現在はAさんのような病状の方は転院を余儀なくされます。急性期にある患者から心理・社会的情報の収集はなかなか困難です。このような医療情勢の変化が大きな要因です。もう1つは学生側の変化です。学生のコミュニケーション能力や思考力・判断力の低下なども影響しているように思います。

　その結果が図1-5-1のような事態を引き起こしています。

　人口減少時代・超高齢・多死社会を迎え、保健・医療・福祉システムは、今後も大きな変化が求められます。そこで社会の要請に応えるために、看護基礎教育は、ことに「看護過程」教育は変化しなければならないと筆者は思います。ゴールとして「よい看護を行う」ためです。そのためのツールとしてうまく看護過程を活用することが大切です。

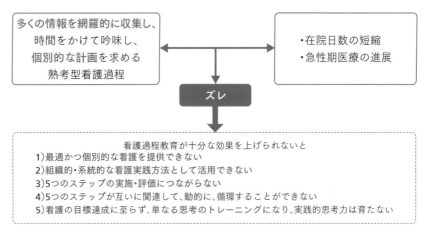

多くの情報を網羅的に収集し、
時間をかけて吟味し、
個別的な計画を求める
熟考型看護過程

・在院日数の短縮
・急性期医療の進展

ズレ

看護過程教育が十分な効果を上げられないと
1)最適かつ個別的な看護を提供できない
2)組織的・系統的な看護実践方法として活用できない
3)5つのステップの実施・評価につながらない
4)5つのステップが互いに関連して、動的に、循環することができない
5)看護の目標達成に至らず、単なる思考のトレーニングになり、実践的思考力は育たない

**図 1-5-1　現在の看護過程教育の課題**

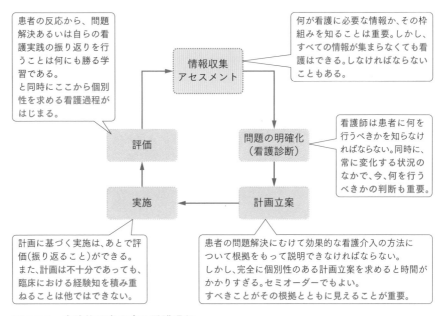

患者の反応から、問題解決あるいは自らの看護実践の振り返りを行うことは何にも勝る学習である。
と同時にここから個別性を求める看護過程がはじまる。

何が看護に必要な情報か、その枠組みを知ることは重要。しかし、すべての情報が集まらなくても看護はできる。しなければならないこともある。

情報収集
アセスメント

問題の明確化
（看護診断）

看護師は患者に何を行うべきかを知らなければならない。同時に、常に変化する状況のなかで、今、何を行うべきかの判断も重要。

評価

計画立案

実施

計画に基づく実施は、あとで評価（振り返ること）ができる。また、計画は不十分であっても、臨床における経験知を積み重ねることは他ではできない。

患者の問題解決にむけて効果的な看護介入の方法について根拠をもって説明できなければならない。
しかし、完全に個別性のある計画立案を求めると時間がかかりすぎる。セミオーダーでもよい。
すべきことがその根拠とともに見えることが重要。

**図 1-5-2　実践的思考を育む看護過程**

　そこで本書では 2 つの提案をします。1 つは、**①情報収集・アセスメント、②看護診断（問題の明確化）、③計画立案の 3 ステップの時間短縮を図る**ことです。患者と出会って 4～5 日かけて実践につながる計画が立ち上がる、という事態を何とか短縮する努力が必要です。そのうえで、**④実践、⑤評価**をしっかりすることで、目標「問題解決に向かう患者（対象）にとってよい看護」をめざすことができると考えます（図 1-5-2）。

　もう 1 つは、何がなんでも「看護過程」という頑なさから脱却し、状態に応じた柔軟さを持つことが必要と考えます。具体的には、超高齢社会の人口構成がピークを迎える 2025 年を前に進められてきた**地域医療構想に看護過程教育も適合してい**

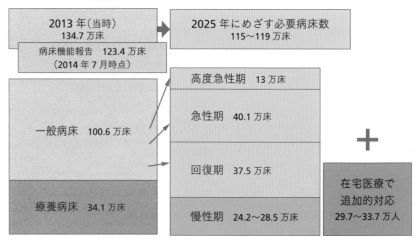

**図 1-5-3　2025 年の医療機能別必要病床数（推計）**

くということです。これは病床を減じて地域へ、あるいは、急性期病床を減じて回復期病棟へという方向性です。2025 年の医療機能別必要病床数は、図 1-5-3 のように推計されています。実習施設の病床機能ごとに実習の方法、特に看護過程をどう活用するかについて、柔軟な対応を考えることも必要でしょう。

　例えば、健康状態別に表 1-5-1 のように考えてみることを提案します。

　いずれにしても、従来式の熟考型にこだわる「看護過程」教育については見直しが必要になります。しかし、患者（対象）の**全体像**を捉え、ことに**生活者**としてみるという看護の専門性を大事にした教育において、**「看護過程」はこれからも大切にしたい看護実践のツール**であることも強調しておきます。

　2017（平成 29）年 4 月 6 日付の「新たな医療の在り方を踏まえた医師・看護師等の働き方ビジョン検討会報告書」によると、「看護師のキャリアの複線化、多様化」と題して、「多様かつ複雑な患者の医療・生活ニーズに寄り添い、多職種と連携しながら患者のケアの中心を担うとともに、補助的な医行為を行うなどして医師の補完的役割を担い、今後のわが国の医療では極めて大きな役割を担い得る職種である」として、そのために「複数の養成システムを維持・発展」させ、「卒前教育では、看護師として共通して求められる知識や能力が培われるよう教育カリキュラムを拡充する必要がある」と報告されています。

　ここで大切なのは、**①医療ニーズと生活ニーズの 2 つの要請に応えうる能力の強化、②対象を中心としたチームの協働の必要性**だと筆者は捉えています。前述のように「健康状態」に応じて、あるいは多様な「場」に応じて看護を行う必要がより求められるのですから、それを意識した「看護過程」教育のあり方を考える時期であると思います。

**表 1-5-1　健康状態に応じた看護の方法例**

| 健康状態 | 看護の方法 | 主な記録 |
|---|---|---|
| 急激な変化状態にある患者の場合 | パスや標準計画を活用して、今の状態に応じた看護を考え実践できることを大切にする。バリアンスがあれば、収集した情報をもとに今、必要な看護を推定し、セミオーダーでよいので計画に基づく実践を行う。 | ・フローシート<br>・リフレクションシート<br>・臨床判断モデルを活用した実習記録 |
| 回復期にある患者の場合 | 急激な変化状態にある時期から収集していた情報を活かして、個別性を考慮した計画を立て、個別的な看護の実践をめざす。 | ・リフレクションシート<br>・PONR |
| 慢性的な状態にある患者あるいは、在宅療養をする対象の場合 | 時間をかけて関係づくりが可能、実践的思考を育てる看護過程の活用で実践・評価を大切にして個別的な看護をめざす。 | ・PONR<br>・必要時リフレクションシート |

---

## 地域医療構想策定ガイドライン

　地域医療構想策定ガイドラインでは4つの医療機能を下記のように定義して、病棟機能の再編を進めています（2015年3月公示）。
＜高度急性期機能＞急性期の患者に対し、状態の早期安定化に向けて診療密度が特に高い医療を提供する機能。
＜急性期機能＞急性期の患者に対し、状態の早期安定化に向けて医療を提供する機能。
＜回復期機能＞急性期を経過した患者への在宅復帰に向けた医療やリハビリテーションを提供する機能、特に急性期を経過した脳血管疾患や大腿骨頸部骨折等の患者に対し、ADLの向上や在宅復帰を目的としたリハビリテーションを集中的に提供する機能（回復期リハビリテーション機能）。
＜慢性期機能＞長期にわたり療養が必要な患者を入院させる機能、長期にわたり療養が必要な重度の障害者（重度の意識障害者を含む）、筋ジストロフィー患者又は難病患者等を入院させる機能。　　　　　　　　　　　　　　　　　　　　　（池西）

［出典●厚生労働省：地域医療構想策定ガイドライン.
　https://www.mhlw.go.jp/content/10800000/000711355.pdf　2022.8.1.確認］

---

## B　臨床判断モデル

---

　看護過程は、前述したように、患者（対象）の健康上の課題を解決し、望ましい健康状態に近づけるため、つまりよい看護を行うために必要なツールだと考えます。その重要性は変わりませんが、その活用には改善の余地があると考えます。同時に、現在の熟考型の看護過程教育だと不足する要素として、図1-5-4のような、そのとき、その状況における臨床判断を行う能力が挙げられると考えます。急性期医療においてはことさら重要な判断であり、これこそ看護師の能力の柱となります。

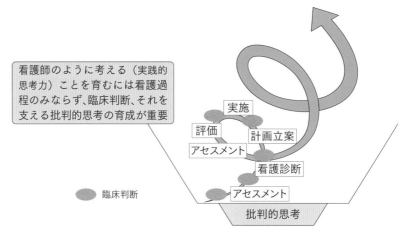

**図 1-5-4　看護過程と臨床判断とそれを支える批判的思考**
（池西静江：今こそ考える、これからの看護過程の考え方、と教え方．看護教育：57：420, 2016 より改変）

　そこで、臨床判断についての知識が有用になります。タナー（Tanner CA）の臨床判断モデル[6]の定義は以下のようです。

　「患者のニーズ、気がかり、健康問題について解釈し結論をだすこと、また、行為を起こすか起こさないかの判断、標準的な方法を使うか変更するかの判断、患者の反応から適切にその場で考えだして行う判断である」。そして、そのプロセスは気づく、解釈する、反応する、省察するの 4 つのフェーズからなる、と説明しています。これを読む限り、経験知の乏しい初学者である学生に臨床判断を求めるのは難しいことのように思います。「行為を起こすか起こさないかの判断」、さらに難しいのは「患者の反応から適切にその場で考えだして行う判断」でしょう。しかし、そのような能力が実際に看護師に必要であるのは間違いありません。看護基礎教育では、臨床判断につながるように、実践的思考力（実践に求められる思考力）を、より意識して育成する必要があると筆者は考えます。

　経験知が必要な臨床判断につなげるために、まず経験から学ぶ方法として、①リフレクション、そして、患者のニーズ、気がかり、健康問題について解釈することを学ぶために、②発問、③ロールモデルと思考発話の 3 つの方法とスキルが重要です。他の授業場面でも広く応用される発問のスキルについては、第 1 部「3．授業としての臨地実習」（**23 頁**）で先述しました。臨地実習を授業として成立させるために、学生を考えざるを得ない立場に立たせることを使命とする「発問」こそ、教員・実習指導者に等しく求められるスキルです。しかも、それが臨地実習の場合、教材はすべて看護現象で、それを教材にした「発問」ですので、実践につながる思考力（実践的思考力）の育成に役立つものであることを、本項でも再確認しておきましょう。経験から学ぶための残る 2 つの方法、リフレクションとロールモデルと思考発話については次項以降で紹介したいと思います。

　ここでもう 1 つ、記録による経験の振り返り（実習記録）も大切にしたいところで

**表 1-5-2　臨床判断モデルを活用した実習記録**（様式）

臨床判断モデルを活用した実習記録
慢性閉塞性肺疾患で肺炎を併発した A さんの記録 　　　　　　　　　　　　　　　　月　　日

| 1. 今日の受け持ち患者の看護にあたり必要な知識を整理する。 |
|---|

できるだけ前日に記録する

| 2. 今日の患者さんの様子で気になったこと、気がついたことを記述しよう。 |
|---|

| 3. 気づいたことが起こる原因や理由を考えてみよう。 |
|---|

| 4. 判断の結果で、あなたのとった行動と患者の反応を記述しよう。 |
|---|

| 5. このプロセスを振り返り、次に役立てられることを整理しておこう。 |
|---|

す。本書では、臨床判断モデルを活用した記録様式（表 1-5-2）について提案したいと思います。前項の表 1-5-1 にも記した実習記録です。

　経験知のほとんどない初学者の教育には、既習の知識を活用して考えることからスタートしてほしいと思っています。そのサイクルとなる概念を図 1-5-5 に書き表しました。実習記録に事前に必要な知識を整理しておくことが大切です。もちろん、緊急事態でその知識は活用できないものもあるのですが、準備が大切です。

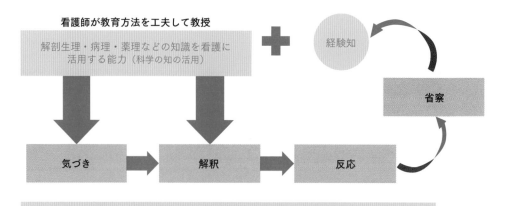

図 1-5-5　経験知を持たない学生の臨床判断能力を育成する教授−学習活動

## C　リフレクション

　"経験"から学ぶことを意図した教育の方法がリフレクションです。

　ベナー（Benner P）は"経験"について「単に時間の経過や長さを指すものではない。現実の多くの実践状況に出会って、あらかじめもっている概念や理論を洗練することである」と述べています。言い換えて、「経験とは今、目の前で起こっている現象を過去の体験や既存の知識を活用して新たな状況に対応すること」[7]とも説明しています。

　重要なのは、単にその場に身を置くという意味あいの強い"体験"とは違って、経験知を含めた既存の知識をもって、目の前の看護現象に向き合い、既存の知識を活用して事にあたってはじめて"経験"と呼べるようになることだと理解します。そこで、筆者はコルブ（Kolb DA）の「経験学習モデル」[8]をもとに、経験から学ぶということを図 1-5-6 のように表しました。経験知のない初学者の学生は、まずは、学内での既習の知識を活用して、患者の看護を"経験"します。そして、"経験"したことを後で振り返って（省察）、次に活かせるように概念化して、それを試行してみて、さらに新たな経験を積むのです。このように経験から学ぶことの中核になるのが、リフレクション（経験の省察）と考えます。

　次に、リフレクションの定義を確認しておきます。東は、「自己の実践を振り返り、実践に潜む価値や意味を見出し、それを次の実践に生かすことにより、さらに状況にあった意図的な実践を行うためのプロセス」[9]と言っています。実践の場で複雑な問題に対応できる思考や能力を育成するためのスキルとして身につけたい学習方法であり、教育方法です。

　さらに、リフレクションには 2 つの意味があります。①経験のなかのリフレクショ

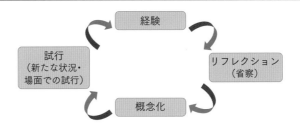

図 1-5-6　経験学習モデル（デービッド・コルブ）

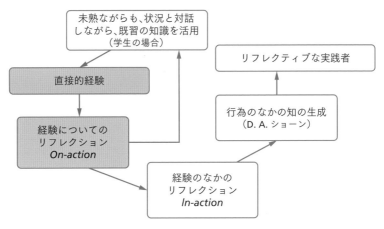

図 1-5-7　2 つのリフレクション

ン（reflection–In–action）と②経験についてのリフレクション（reflection–On–action）です（図 1-5-7）。

　学生は、経験知などはほとんどない状況で、学内での既習の知識を活用して未熟ながら"経験（直接的経験）"をします。その後で経験を振り返ってリクレクションをします。それによって、次の経験は質の違う経験ができることが期待できます。それを繰り返すなかで、あとで、経験についてリフレクションをするのではなく、その経験のなか（行為のなかで）でリフレクションができるようになると考えます。そのような経験を積み重ねることで、リフレクティブな、臨床判断能力の高い看護実践者になれると考えます。

　以上のように、経験から学ぶためにリフレクションを教育に取り入れる必要があると筆者は考えています。そして、そのリフレクションを効果的なものにするために、リフレクティブ・サイクルとサイクルにおける指導のポイントになることを整理しました（表 1-5-3）。リフレクションの指導に役立てていただければと思います。

　なお、リフレクションの指導の実際は、第 2 部「3. 臨地実習指導の実際」（91 頁）で具体的に記載していますので、本章と合わせてご参照ください。

表 1-5-3　リフレクティブ・サイクルと指導上の留意点

| ステップ | | 内容 | 指導上の留意点 |
|---|---|---|---|
| step 1 | 場面の描写 | 患者さんとの関わりのなかで、気にかかった事柄を選び、①状況描写、②どんな状況で起こったか、③そのときの自分の行動、も記載しよう | ・経験したことのなかで、特に気にかかることが抽出できているか<br>・描写は後で、他の人がみてもわかるように記述できているか |
| step 2 | 感情の描写 | そのとき自分が感じ、考えたか記載しよう | ・重要な背景に見落としがないか<br>・観察した事実、その状況と自分の考え、感じたことを整理して記述できているか<br>・自分の感情の動きに注目できているか。その結果どうなったかが記述できているか |
| step 3 | 初期評価 | その状況は何がよかったか、もしくは問題があったか、評価しよう | ・その状況において何がよくて何が問題であったか、を理由とともに考えられているか<br>・否定的なことに終始せず、肯定的にも捉えられているか<br>・評価を通して自分に向き合えているか |
| step 4 | 分析（批判的） | よかったところは何がよかったのか、問題のところは、何が問題で、そうなったかを分析してみよう | ・いくつかの視点で分析できているか<br>・実践が結果に与えた影響を正しく認識できているか<br>・状況に関連する知識を基に判断し、その判断は適切か<br>・自分の感情がケアに与えた影響が捉えられているかなど |
| step 5 | 総合 | ステップ4の分析をもとに新たなものを見いだそう。どうすれば改善できるかも考えよう | ・分析から得られた結果を総合して、次の新しい考えを発見できているか |
| Step 6 | 行動計画 | 次の行動につなげよう | ・具体的な行動につながるものか |

## D　ロールモデルと思考発話

　小児病棟での臨地実習のイメージを示します（図 1-5-8）。

　同じ場にいて同じ患児を診るのですが、学生の視点は、当てた聴診器に集中しているかもしれません。しかし、それをそばで見守る教員あるいは実習指導者は、患児が例えば川崎病だったとしたら、皮膚の状態や目の充血などを含めて、患児の様子を注視しているでしょう。そのように経験の深い教員・実習指導者と初学者の学生とでは、同じ場に居て、同じ対象（患児）に関わっていても、見えるものは違うし、そこから考えられることも違うのです。もちろんそれに伴い、行動にも違いがあります。

　臨地実習は看護学生を「看護師のように考え、行動できる」ようにするための重要な授業形態なのですから、その違いが「教育」につながるのです。学生が、看護師のように考えられるように、「発問」することも大切なスキルです。ですが、発問にも限界があります。学生が少し考えればわかることでしたら、考えようとしますし、自ら考えることの意味は間違いなく大きいのですが、学生の理解の範囲をはる

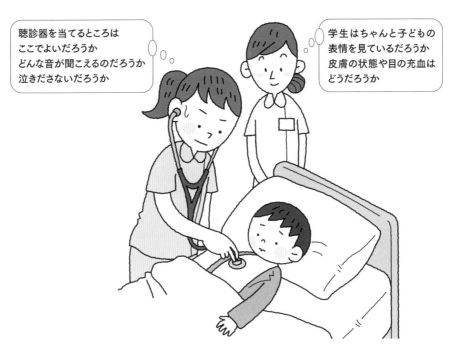

**図 1-5-8　臨地実習のイメージ——緊張する学生、見守る実習指導者**

かに超えるような場合は、発問は効果的とはいえません。

　その場合は、まずプロの技を見せ（ロールモデル）、そしてプロの思考を語る（思考発話）ことが効果的です。同じ場にいて、同じようにはみられない学生に、その場で、教員・実習指導者が何をみてどう考えたか、そして、行動の意味を語って教えるということです。具体的には「何に気づいたか」「それをどう解釈したか」「なぜ、そのような行為をとったか」という教員、指導者の頭のなかと、行動について具体的に説明するのです。池田は、思考発話とは「指導者自身が患者の個別性や状況に応じた看護を実践するときの認知過程をそのまま語りながら指導するもの」[10]と定義しています。そしてそのスキルは、臨床判断能力の開発の方法とも言っています。実習指導者の状況の捉え方や対応の仕方、予測などを思いつくままに口に出して伝えることで、学生は自分では思いもしなかったことに気づかされ、自らの課題を明確にするのです。

　ロールモデルについては、既に3つのロールモデル（図1-4-1、37頁）を示しました。そのあり方はどれでもよいのです。それぞれのモデルから学生は身近な目標を、あるいは頑張りたい目標を、あるいは憧れる目標を見いだし、学習を継続してくれるのですから。

（池西静江）

**文献**

1) Alfaro-LeFevre R（著），江本愛子（監訳）：基本から学ぶ看護過程と看護診断，第6版．医学書院，2008.
2) 日本看護科学学会看護学学術用語検討委員会第4期委員会（編）：看護学学術用語．p50，1995.
3) Yura H, Walsh MB（著），岩井郁子，伊奈侊子，木下幸代，他（訳）：看護過程　ナーシング・プロセス・アセスメント・計画立案・実施・評価，第2版．pp180-181，医学書院，1986.
4) 日本看護科学学会　看護学学術用語検討委員会：第13・14期看護学学術用語検討委員会　報告書．2019.
https://www.jans.or.jp/uploads/files/committee/yougo_houkokusho2019.pdf［2022.8.1.確認］
5) 池西静江：今こそ考える看護過程の考え方，教え方．看護教育，57：418-422，2016.
6) 三浦友理子，奥裕美：臨床判断ティーチングメソッド．p28，31，39，医学書院，2020.
7) Benner PS（著），井部俊子，井村真澄，上泉和子（訳）：ベナー看護論　達人ナースの卓越性とパワー．p25，医学書院，1992.
8) Kolb DA：Experiential learning：Experience as the source of learning and development. Prentice Hall, 1984.
9) 東めぐみ：看護リフレクション入門．p29，ライフサポート社，2009.
10) 池田葉子：臨床判断力開発のための「思考発話」．看護教育，57：716-719，2016.
11) Schön DA（著），佐藤学，秋田喜代美（訳）：専門家の知恵．p29，ゆみる出版，2001.

## 実習指導はフィードバック

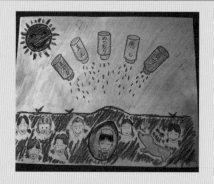

　ある実習指導者（第3部で登場される田渕祐子さん）が実習指導者講習会のグループワークで「実習指導とは何か」をイメージして絵にしてくださいました。それをいただき、少し修正して再イラスト化したものがこの写真です。田渕さんの言葉で、こんなことも添えていただきました。「フィードバックのフィード（feed）とは、フード（food）を語源とする“食べ物”“栄養”を意味し、フィードバックとは『本人にとって成長の肥やし、栄養となるものを与えること』だそうです」。実習指導は、効果的なフィードバックをすること、といえるかもしれません。
　　　　　　　　　　　　　　　　　　　　　　　　　　　　　　　　　　（池西）

# 第 2 部

# 施設との協働・運営

# 1 実習施設との連携のあり方

　臨地実習の指導効果を高めるために実習施設（実習指導者）との連携が不可欠であることは言うまでもありません。どのように連携するかが大切ですが、連携は一方向性でもありません。学生が臨地実習でお世話になるうえで、学校はお願いする立場、というだけではより良い実習指導はできないように思います。大切なのは「ともに在る」ということ。学校・実習施設が、優秀な看護職を育てるという1つの目的に向かって、どう手をつなぐかが大切だと思います。本章では、その「ともに在る」を実践した具体例を紹介します。本章で紹介する施設はまだ歴史が浅い学科ですので、新たな関係づくりであることもよい連携につながったのかもしれません。病院に出向いて、病院の指導者の研修計画も協同で立案し、学習指導案づくりの一部もその研修のなかで取り組むなど、実習をともに作るという取り組みを行った例です。その成果の1つとして、実習指導者の「実習指導が面白くなった」という声も聞かれるようになりました。一方的に説明されて、指導にあたるのではなく、ともに考え、手を携えて活動することが、学生の実習効果を上げることにつながり、それこそが教員・実習指導者のやりがいにもなりました。　　　　　　　【池西】

## A　はじめての実習施設との連携例から

　学科を新設した養成所〔A校、筆者（阿形）の施設〕と、新設に伴いはじめて実習施設申請を行い、実習指導を担当していただいた施設（B病院）の連携例を示します。

### (1) 養成所の紹介（A校）

　A校は、1983（昭和58）年に地方公共団体と私立病院協会が出捐し、財団法人を設立、地域医療・救急医療を担う看護師養成を目的に設立されました。現在は学校法人として看護師養成を行っています。設立母体の1つである私立病院協会は病院医療を担う団体として行政や医療・介護・福祉の関係機関との密接な連携を図りつつ、良質で安心・安全な病院医療に資するための取り組みを積極的に行い、住民の方々の生命と健康を守る使命を十分に果たせるように努めています。その一員となる看護師を養成することがA校の使命です。A校は住民の健康を守り、福祉の向上を図るため、地域医療、救急医療の整備拡充とこれに伴う医療の高度化、多様化に対応できる理論と高度な技術、豊かな教養と人格を備えた看護師を養成することを目的に、2014（平成26）年4月に看護師3年課程・修業年限4年の看護学科を併設しました。

　看護学科はこのような背景をふまえて、より高い看護実践能力をもち、救急医療

に対応でき、クリティカルケアが実践できる看護師を育成することを目指しています。

### （2）実習指導者研修会を企画するまでの経緯

　より高い看護実践能力をもち、クリティカルケアが実践できる看護師を育成することを目指し、特徴あるカリキュラムを運営していく中で臨地実習は欠かせません。臨地実習で出会う患者の看護を行うには、机上で学んだ多くの知識を動員して活用する必要があります。そのために教員は看護基礎教育で必要な教科内容を教授します。臨地で実習指導者は必要な看護を学生とともに実践します。この連携があってこそ学生の学びはスムーズに進むのだと考えます。もしそこで実際に実践されている看護と、学生が机上で学習してきた内容に違いがあれば学生は混乱し、学びが深まりません。そのギャップから実習を中断してしまう学生も出てくることがあります。また実習指導者も学生の成長を見ることがなければ達成感が生まれません。自分の実習指導に自信を喪失してしまうこともあります。そんなとき、患者を理解し看護を実践するときと同じように、実習生の特徴や学んできた教育課程が見えれば、学生に応じた実習指導が実践できると考えます。そのために実習指導者の方々に学生が学んでいる教育内容や方法を理解していただくことは必要と考えます。

　A校の看護学科が1期生を迎え、初めて臨地実習を開始した2014（平成26）年度のことです。主たる実習病院であるB病院から「実習病院として学生をきちんと指導したいと考えていますが、**実習指導者が十分に研修を受けていない現状**があります。貴校の実習指導に活かせる実習指導者研修会を開催してもらえないでしょうか」との依頼がきました。ここで筆者が魅力的に感じたのは、「A校の実習指導に活かせる実習指導者研修会」という言葉でした。A校は、前述のように私立病院協会が設立した**母体病院をもたない専修学校**です。実習施設の多くはいくつかの学校と調整しあい実習配置を決定しています。そのためそれぞれの学校の特徴があり、自校の教育目的や特徴的な教育課程を十分理解してもらうには難しい状況があります。それは教員のジレンマでもあり、学生のストレスにもつながります。1期生の学生たちの教育をともにやりましょうという言葉にも魅力を感じました。

　その申し出からB病院の教育担当者とともに教育計画を立て、5回計画で勤務帯の15：00～16：30の時間を確保し、実習指導者研修会を開催することとなりました。

### （3）実習指導者研修会の実際（写真2-1-1、73頁）

#### ●実習指導者研修会計画はB病院の実習指導者とともに

　B病院での実習指導者研修会は開始当初は年間5回で勤務帯の15：00～16：30の時間を確保し、A校が実習病棟としてお世話になる外来を含む4病棟の実習指導者20人と教育担当者2名程度を対象としました。実習指導者研修会の内容は資料2-1-1に示します。

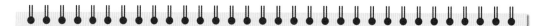

### 資料 2-1-1　B 病院実習指導者　研修指導案

日　　時：□□□□年○月△日（×曜日）15：00〜16：30
対　　象：B 病院実習指導者　20 名程度
担　　当：看護学科　学科長　阿形奈津子
場　　所：B 病院　会議室

【研修目的】
学生の看護実践能力習得に向けて、看護学実習における効果的な実習指導を理解する。

【研修目標】
1.　看護学実習の特徴が理解できる。
2.　看護学実習の基本的な位置づけと展開が理解できる。
3.　看護学実習における実習指導者の役割が理解できる。
4.　実習指導における具体的な展開と指導内容、指導方法が理解できる。
5.　実習展開に応じた指導案の作成ができる。
6.　実習指導案をもとに評価法と評価の視点を明確にすることができる。

【第 1 回の研修目標】
1.　看護学実習の特徴が理解できる。
2.　看護学実習の基本的な位置づけと展開が理解できる。
3.　看護学実習における実習指導者の役割と指導に対する自己の考えを深めることができる。

【展開】

| 時間 | 学習目標 | 学習内容 | 学習活動 | 留意点 |
|---|---|---|---|---|
| 5 分<br>導入 | 本研修の展開の理解 | 講師自己紹介・指導者自己紹介<br>1）本研修の全体構成と方法<br>①講義と演習、シミュレーションの組み合わせと展開説明<br>2）本時の授業目標と展開<br>60 分講義＋20 分演習 | 指導者間の自己紹介<br>資料参照<br>本時の資料確認 | 自己紹介を通して、研修内容に演習形式を取り入れることを考慮し、お互いを知ってもらう目的とする。 |
| 40 分 | 1.　看護学実習の特徴が理解できる。<br>2.　看護学実習の基本的な位置づけと展開が理解できる。 | 1）看護学実習の定義<br>2）看護学実習の特徴<br>①人間対象に展開される学び<br>②複雑な人間関係と多様な場所と時間において展開される学び<br>③看護職の高い専門性を体験を通して学ぶ<br>④多様な教育背景を持つ指導者からの学び<br>3）臨地実習の位置づけ<br>看護師等養成所の指導要領　別表 3 より<br>→看護師養成所における臨地実習の基本的な位置づけと考え方 | パワーポイントを活用し看護学実習の全体像とその場で展開される実習内容と指導内容、指導の必要性についてイメージ化する。<br>看護学実習は、学生、患者、指導者、教員の相互関係の中で展開される学習活動である。その構成員のそれぞれの役割を理解し、実習指導の必要性について理解する。 | 講義形式であるため、視覚教材を活用しイメージ化できるように工夫する。 |

つづく

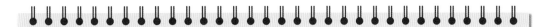

つづき

| | | | | |
|---|---|---|---|---|
| 40分 | 3. 看護学実習における実習指導者の役割と指導に対する自己の考えを深めることができる。 | 1）最近の学生の実態<br>①本校の学生の特徴から現代の学生理解につなげる<br>②指導者が想像する最近の若者<br>③最近の学生たちの実習での様子<br>2）実習指導者の役割<br>3）ワークを通して学生観・指導観を考える<br>①指導者が学生だった時の実習体験を振り返る（学生観）<br>・個人ワーク＋発表<br>②自分が経験した実習と今の看護のつながり（指導観）<br>・個人ワーク＋発表 | | 本校の学生の1年間の様子を紹介し、それを通して学生の特徴を理解してもらう。30名を5名ずつの6グループに分けて、1つの課題に対して6分の個人ワークと4分の発表を繰り返す。そして代表者に発表してもらう。<br>最後2つの課題についてまとめる。 |
| 5分 | まとめ | 学習目標1・2の振り返り<br>ワークを通して本時のワークの位置づけの理解<br>次回の研修内容と次回までの課題の提示 | 本時の研修の全体での位置づけが理解できる。 | 次回の課題を提示しワークに向けて事前に考えてきてもらう。 |

【研修の評価の視点】

1. 看護学教育における実習の意味を理解することができる。
2. 看護学実習の特徴とカリキュラムにおける実習の位置づけが理解できる。
3. 実習における実習指導者の役割が理解できる。
4. 実習指導の対象となる学生について理解が深まる。
5. 指導者間でのワークを通して、他者の指導に対する考え方が理解できる。
6. ワークを通して、自己の指導に対する考え方が深まる。

## 実習施設との相互交流を!!

　長く実習施設との調整役を担ってきた経験上、次のことがいえると思います。実習指導を受けていただいているというだけでない関係をつくることが大切です。つまり、**学校から施設側に何ができるかを考える**のが長期的に有効です。ともに取り組むことも有効です。例えば、病院看護部の研修会講師として教員を派遣することです。研究や看護論、看護倫理に関することなどは得意な範疇ではないでしょうか。また、**地域の行事にともに取り組む**こと。最も効果的なのは卒業生が実習施設に就職することなのは間違いないのですが、それは学生が、あるいは病院が選ぶことですので、学校側の思うようにはいきません。臨床との共同研究も効果的だと思います。臨地実習の場のみの顔合わせでない関係づくりが、長い目でみると実習施設確保につながったという経験は何度もあります。

　今後、地域医療に視野が広がると、病院規模ででではなく地域とのつながりのある施設や外来なども実習施設になっていただけると思います。新しい施設ほど取り組みに熱心です。前述したような一緒に実習をつくっていくこともできると思います。（池西）

## B　第1回実習指導者研修会の実際

　第1回では、学生を理解してもらうことがまず必要と考え、学生の日ごろの様子や行事などの活動、演習風景などを写真で紹介し、また学生のベッドメイキングや与薬（皮下注射）の動画を通して最近の技術教育の変化などについても具体的に紹介しました。そうすることで学生理解につながり、どのような方法でアプローチすればよいのか理解してもらえたと思います。そこからカリキュラムの変遷や本校の教育目的、教育内容について説明し、臨地実習の意味や目的を理解してもらうようにしました。第1回でベッドメイキングの動画を公開したのはその後に続く基礎看護学実習で学生が環境調整をするため、学校と実習施設での使用物品や方法との比較や、技術を直接見ていただく実習指導者への理解を深めることが目的でした。こうすることで学内と臨床との方法の違いによるとまどいを緩和することができるのではないかと考えたからです。

　実習指導者研修会は1回終了するごとに教育担当者が実習指導者へアンケートをとり、その結果をタイムリーに知らせてくれたことで理解度や反応、実習指導者のニードが見え、次に活かすことができました。資料2-1-2がその結果です。

　こうした評価を受けることで実習指導者の意見をタイムリーに聞くことができ、毎回フィードバックし、見えた課題について実習指導者と解決していくことで、学生の実習環境や実習指導者の教育への関心が回を重ねるごとに変化していることが手ごたえとして得られました。

## C　第2回実習指導者研修会の実際

　第2回では、実際の基礎看護学実習後半の実習指導案を実習指導者とともに作成しました。A校の基礎看護学実習は前半と後半に分かれており、基礎看護学実習前半は1年前期に外来の場で外来患者との関わりを通して、病院の機能と役割、外来における看護の役割について理解する実習です。そこでは【病院に来る患者を理解する】ということを目的に主にコミュニケーションを学びます。基礎看護学実習後半では「日常生活の援助を通して、看護者として患者と相互関係を築き、患者理解を深め看護者としての姿勢を養う」ことを目的とし【対象に応じた日常生活援助技術を実践する】ことを通して受け持ち患者に適した日常生活援助を学ぶ実習です。この基礎看護学実習後半の実習指導案を第2回で検討しました。実習指導を初めて経験する実習指導者が多く実習指導案をいきなり作成するのではなく、実習指導案とはどのようなものかについて説明し、その後、イメージしやすい実習初日（第1日目）の日案（資料2-1-3）を作成し、その中で、意見交換をしながら進めました。そのためワークシートは□の空欄を設け、その中に自分の病棟の特徴的なものや、指導者

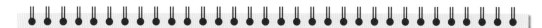

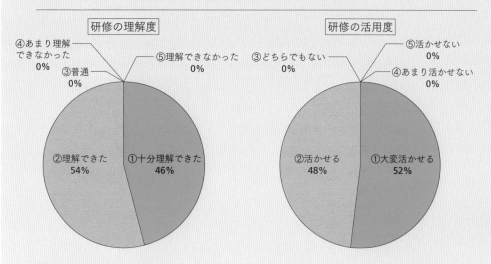

研修の理解度

④あまり理解
できなかった
0%
③普通
0%
⑤理解できなかった
0%
②理解できた
54%
①十分理解できた
46%

研修の活用度

③どちらでもない
0%
⑤活かせない
0%
④あまり活かせない
0%
②活かせる
48%
①大変活かせる
52%

【研修の学び（自由記述）】

①学生の特性→見て学ぶことが苦手なことをふまえて対応を考えたい

②学生観を理解し今後の指導に活かしたい

③実習生が学びに来ている目的に沿った指導方法

④今の学生が学校で学んでいること、傾向がわかった

⑤指導する側、受ける側の双方の理解ができ活用できる

⑥自分の体験を振り返り、どういう指導者ならよかったのか自分なりに考えていく

【実習指導者の現場での悩み】

①学生の年齢が若いため指導したことがその学生に響いていないことが多いと感じる

②受け入れに対して何をすればよいのか指導体制などが不安です

③答えを教えずに学生に気づけるヒントを出すにはどうすればよいか

【意見・感想】

①学生が来るのが少し楽しみになった

②自分の経験（苦→楽）を指導に活かしたい

③自分を振り返る機会になり学生を見る目を変えていこうと思います

④学生の実習しやすい環境を提供することの大切さを実感した

の工夫点や考慮する事柄について実習内容を意識しながら入れてもらう形としました。作成したものは即実践可能なものとなるように工夫し、実習指導に活かしていけるようにしました。ワークシートは資料 2-3-2（99 頁）に示します。

　この実習指導案作成により基礎看護学実習後半の具体的な展開をそれぞれの実習指導者が理解し、基礎看護学実習後半はスムーズにスタートしました。実習指導案

作成において実習指導者が悩んでいることの1つに学生の実習記録の指導があがってきました。

　学生の書いてくる記録は基本的には教員が指導しますが、実習指導者も学生がどのように思考の整理ができているのかについて記録で確認する機会があります。その際に適切なコメントや指導ができないというのが意見としてでました。それを受けて学生が書いてきた記録をもとに教員が資料を作成し、実習指導者とともに記録の指導について検討しました（資料2-1-4）。

　資料2-1-4の吹き出しで囲んだポイントは最初示さず、まずは記録を読んでもらい気になるところに赤線を引いてもらい、なぜそこが気になるのかについて検討してもらいました。また他の実習指導者と気になるところについて意見交換し、それぞれの指導で大切にしているところをお互いに確認してもらいました。そうすることで大切にしているところが見え、他の人の指導内容も知ることができました。そのうえで吹き出しのポイントを提示し、さらに指導する内容やコメントについて検討しました。

　この検討から【目的・目標の大切さ】【このような場合指導者が考慮する点は安全確保である。そのことのみが学生の心に響いて目的・目標を忘れてしまって評価がずれていったのではないか】【援助と目的・目標を結びつけるフィードバックが実施後に必要ではないか】などさまざまな意見がありました。どれも重要な点です。このようにして事例検討をいくつか繰り返し、実際に実習指導者の方々は記録についても適切に指導していただけるようになってきました。記録の指導は教員の役割ですが、実際にその場を経験した実習指導者だからこそ見えることもあります。ここでも連携が必要です。この実習では学生たちは多くの学びを得て、教員も実習指導者も達成感を感じて最終日を迎えました。

## D　継続した実習指導者研修会を開催した成果

　その後、第3回では技術に関する検討〔A校看護学科作成「私の技術習得の歩み」（写真2-1-2）を活用〕、第4回では評価方法、第5回では教員と実習指導者の役割など年間の実習スケジュールで立てたテーマで実施し、実習指導者の指導に活かせる内容となるように進めました。

　B病院での実習指導者研修会は2014（平成26）年度にはB病院の実習指導者中心でしたが、2015（平成27）年度にはB病院グループでの実習指導者研修会となり2016（平成28）年度は2014（平成26）年度に研修を受けた実習指導者への継続教育研修会という形でより具体的な実習指導や教育方法について研修する会へと発展し、実習指導者の教育への熱意と成長が感じられました。継続教育研修会の中で最も実習指導者から反響があったのは、第1回「看護の教育に活かすリフレクション」での学生の体験事例を通したリフレクションでした。本校では2年次～4年次まで実習で体験した事例をリフレクションする「看護リフレクションⅠ～Ⅲ」という科目があ

## 資料2-1-3　基礎看護学実習後半実習指導案〔第1日目日案〕〔一部抜粋〕

学習目標

1. 受け持ち患者の入院目的（病期、症状、治療）がわかる
   1) カルテから受け持ち患者の情報収集ができる
   2) 実習指導者、看護師から患者の情報収集ができる
   3) 受け持ち患者から情報収集ができる
   4) 受け持ち患者の病気の経過と病期の判断のために必要な情報収集ができる
   5) 受け持ち患者のカルテ、患者から現在の症状について情報収集ができる
   6) 受け持ち患者のカルテから行われている治療について情報収集ができる

【展開（案）初日の開始時のみ一部抜粋】

| 時間 | 指導内容 | 指導方法・留意点 | 評価の視点 |
|---|---|---|---|
| 8：30 | 1. 挨拶<br>①リーダーの挨拶<br>②学生の自己紹介<br><br>2. 申し送り見学 | ・学生のレディネスを把握する<br>年齢構成、リーダー、本実習への自己の課題など<br>・申し送りの意味、聞く態度について説明する | 実習場として特に申し送りで重点を置いている点など |
|  | 3. 病棟オリエンテーション<br>①病棟の構造・設備<br>②物品の配置・取り扱い<br>③病棟の週間予定・日課<br>学生が主に活用する場や物品などを考慮し必要な事柄を抽出する | ・病棟内を見学させながら行う<br>・患者の生活環境の把握、今後の学習の効率性を考慮して行う（学生が主に活用する場や物品を考慮） | ・病棟の特徴を捉えたか<br>・患者の生活環境をどのように感じたか<br>・オリエンテーションを積極的に受けているか<br>・必要に応じ、記録しているか |
|  | ④記録物の種類と取り扱い<br>⑤病棟の規則<br>⑥看護体制・方式 | ・記録物などは実物を見せながら説明する<br>・患者のプライバシーの保持のため記録物を見たり、患者についての話はナースステーション以外では行わないように指導する |  |

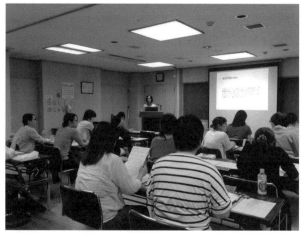

**写真2-1-1　指導者研修会の風景**

## 資料 2-1-4　体験シート

体験シート
実習第　3　日目　　　　　　　　　　　　　　　　　学籍番号　　　　　氏名　　　　　　㊙

| 本日実施予定の援助 | 援助の目的 |
|---|---|

**本日実施予定の援助**

〔吹き出し：高齢者、腰椎脊柱管狭窄、リハビリ段階〕

歩行訓練の介助（病棟内で）

〔吹き出し：①第一段階　目的・目標を確認する。〕

**援助の目的**
・患者の筋力の低下を防ぐため
・リハビリに意欲をもってもらうため

**援助の目標**
・リハビリとどのように違った歩行訓練をするのか知る

---

**援助計画**
・転倒の原因になるようなものは片づける
・固定できるものはする
・無理に動くように促さない
・患者の歩行とリズムを合わせる
・病室の温度を患者に聞く（動くために暑くないか）

〔吹き出し：②第二段階　目的・目標に沿った援助計画か確認する。〕

**援助内容**
・車いすに乗っている患者に靴下・靴をはいてもらうための援助
（腰椎圧迫骨折、腰椎脊柱管狭窄のため前かがみになると転倒のおそれがあるため）
・車いすから歩行器に移乗するのを転倒しないように見守る
（左変形性膝関節症のため立位のバランスがとりにくいため）
・歩行器で歩行中患者のペースに合わせ歩き、壁や他の者に当たらないように目を配りまわりを整えていた
・歩行訓練後、上記と同じく靴・靴下を脱ぐ援助
・歩行訓練後感想を聞く

〔吹き出し：③第三段階　実際援助した内容がその通りに書けているか。事実が捉えられているか確認する。〕

---

**援助の結果**
S)「靴下・靴を履かせてほしい」
「前にかがめないから」
「たまに止まって背筋を伸ばす方がいいんやね」
「やっぱり歩くことはよいことやね。だけど少し疲れた」
O)訓練後発汗なし（訓練前と変わらず）
呼吸困難なし
疼痛訴えなし
歩行時車いすから歩行器に移動する
転落・転倒なし
歩行時、壁に近づくことが一度あり

〔吹き出し：④第四段階　データが正確に捉えられているか。また目的や目標を評価するための指標となるデータであるか確認する。〕

**評価**
・患者は疾患のため転倒・転落のことを意識していたが、患者本人がそのことを自覚しているため、気を使わせないようにするほうがよい
・データにもあるように発汗・呼吸困難の訴えはもともとなかったが、今回私が受け持ちをすることで、リハビリを促進しすぎ疲れることもある

〔吹き出し：⑤第五段階　ここが重要ポイント！　目的・目標からずれていないか。事実を評価できているか確認する。〕

---

**本日の学び（価値）と課題**
患者自身、リハビリに対しての意欲はあるが、活動の際の危険性に留意していかなければならないと感じた。また膝に体重を長時間かけられないため、右の歩幅が少し短いため勢いをつけるように指導するのが良いかと感じた。
まだ私が何が患者さんにとって危険かわからないため把握することが課題である。

**助言**

〔吹き出し：実習指導者の助言は学生にとって心に響きます。看護師として大切にしていることやまた学ぶ必要があることなどを助言してください。課題を与えてもらうことも重要です。〕

〔吹き出し：⑥最終段階　ここは学生の学びである。ここに学生が心動かされたことが書かれているので、基礎実習は看護の原点となる学生の学びを大切にする。しかし主観ばかりにならないように感じたことや疑問などを学びとして深められるように文献などに戻っているかなども確認する。〕

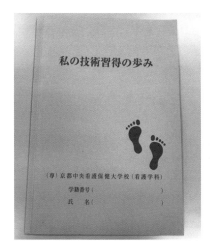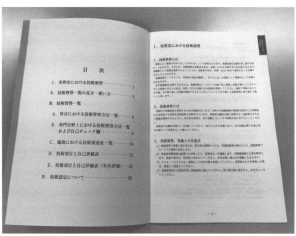

**写真 2-1-2 「私の技術習得の歩み」**（左：表紙、右：目次）

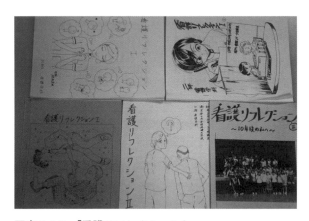

**写真 2-1-3 「看護リフレクション」**

ります。この科目で学生がリフレクションした事例を実習指導者に提示し、体験を通して学ぶ過程を実習指導者とともに振り返りました。実習での体験場面を学生がリフレクションし、価値ある学びへとつなげている事例から、実習場面でのリフレクションの大切さを考えることができました。多くの実習指導者から「明日の指導から活かしていきたい」や「学生の1つひとつの体験を価値あるものにできるような指導がしたい」と意欲的な言葉をたくさんいただきました。本校では2年次～4年次の「看護リフレクションⅠ～Ⅲ」の取り組みを冊子（写真 2-1-3）にまとめ発表会などを通して学びを共有しています。第1回～第3回の継続教育研修会の内容については資料 2-1-5 に示します。

　このように継続して実習指導者研修会を開催することで、A校の実習施設の指導体制が整い、また新たに関連施設での実習をスタートすることができ、学生の教育の充実につながっていると考えます。

資料 2-1-5　平成 28 年度実習指導者継続研修会　テーマと内容

| 第 1 回 | 第 2 回 | 第 3 回 |
|---|---|---|
| テーマ「看護の教育に活かすリフレクション」<br>1. 看護の動向（2025 年問題に向けて求められる看護師とは）<br>　1）医療を取り巻く状況<br>　2）特定看護師導入にむけた背景<br>　3）これから求められる看護師とは<br>2. 看護教員に求められる資質について<br>3.「看護の教育に活かすリフレクションとは」<br>　1）経験を活かす教育とは<br>　2）根拠に基づく看護実践とリフレクションとは<br>　3）「看護師のように考える」学びとリフレクションとは<br>　4）看護基礎教育におけるリフレクションの実践事例から学びを振り返る | テーマ「臨床実習における技術指導について」<br>1. 卒業時に求められる看護実践能力とは<br>　1）看護基礎教育における技術教育<br>　2）本校の技術教育の実際<br>　3）看護の統合と実践（OSCE）の実際<br>2. 卒業時の技術到達度について<br>　1）厚生労働省が提示した「卒業時に求められる技術」142 項目とは<br>　2）厚生労働省による卒業時の技術到達水準とは<br>　3）本校が技術教育にこの評価をどのように取り入れているか<br>3. 臨床指導における技術指導について<br>　1）清潔・衣生活援助技術（清拭）について考える<br>　2）症状・生体機能管理技術（観察技術）について考える | テーマ「効果的な実習指導について考える」<br>1. 効果的な実習指導について考える<br>　1）教育方法の実際（反転学習・共同学習・シミュレーション教育等）<br>　2）効果的なグループワーク、カンファレンス<br>　3）事例を通して実習指導について考える（グループディスカッション）<br>2. 事例検討の発表<br>3. 1～3 回を通して実習指導者としての課題と展望について発表 |

# E　学校主催の研修企画と実際

　A校では実習指導者研修会を、全実習施設を対象として長年継続的に年1回開催しています。実習指導者のニードをもとに研修テーマを決定し、講義形式やワーク形式などテーマに適した方法で講師を招き実施しています。テーマは【SNS の活用法・危険の理解】や【看護診断】、【事例を用いた学生指導の方法について】、【本校で教育しているキャリア開発】などで主に実習指導に活かせる内容についてです。この研修会も多くの実習指導者に参加していただき学びの場となっています。この研修には、さまざまな実習施設の実習指導者の方、中には病棟管理者、看護部の管理者なども参加してくださいますので、単に講演を聞くだけでなく、講演を聞いて、他施設の方とテーマについて討議をする、ということを通して、施設間のつながりができます。他施設の実習指導の工夫点を聞いて、自分たちもやってみよう、ということもよくあります。これも、実習施設と学校をつなぐもの、そして、実習施設間をつなぐものとして、年1回ほどですが、効果を実感しています。

　今後はこのように、学校がA病院のように実習指導者の現場のニーズにタイムリーに対応する実習指導者研修会をさらに継続、発展し実習指導者とともに学生指導について学び合う場をつくっていくことが大切であると考えます。筆者がこの継

続した実習指導者研修会を通して得たことは、学生指導において実習施設と連携できること、また自校の教育を理解してもらえることで一貫した教育ができること、実習指導者の意見を聞くことで、看護基礎教育で必要とされる教育が見えてくることがわかりました。実習指導者研修会は多くの意味をもち、よりよい看護師を育てるために重要な1つの要素であると考えます。

（阿形奈津子）

## みなさんの【わざ】を教えてください！

　私は、学科長という立場をいただいてから研修会で講師として実習指導者の方々の前に立つ機会が増えました。ともに実習指導について学ぶ中で、実習指導者の方々が「学生に何を教えたらいいのか」ということに悩んでおられることがわかりました。

　そこである研修会の中で、以前自分たちが新人看護師として入職したときに先輩看護師から教えていただいた技術についてお話ししました。それは私が『わざ言語　感覚の共有を通しての「学び」へ』（生田久美子，北村勝朗，編著：慶應義塾大学出版会，2011）という本に出会い改めて看護の【わざ】について興味をもったからです。本書では、助産師のお産の技術は文献からではなく見て、触れて、感じて、そして言葉で伝承していく「わざ」であると述べています。私は看護もそのような要素があるのではないかと考えます。実際、男性の導尿をする際、カテーテル挿入時に前立腺に当たったときに感じる手の抵抗感を目安に、カテーテルの角度を変えて挿入するということがあります。解剖学的な屈曲は理解できていても、それは目では確認できません。しかし手の感覚でそれを感じ取り、カテーテルを挿入するのです。これは【わざ】の要素ではないかと考えました。また採血の時に血管を穿刺するときに伝わる微細な感覚も、経験から得られる【わざ】だと考えます。そのことを実習指導者に伝えました。そして、それが学生や新人たちが知りたいことでは、と。「みなさん、そんな【わざ】知りませんか？」と問いかけました。研修会場のあちこちからざわざわと声があがり、あちこちで【わざ】について話しはじめる実習指導者の方々の顔が見えました。とても活き活きとされていて、教育課程や教育方法の講義を聴いているときとは違って見えました。「これが実践家として、実習で学生に教えていただきたいことなのです」と言いました。みなさんの顔がさらに活き活きしたので、私も思わず「みなさんの【わざ】教えてください！」と言ってしまいました。その後は「これも【わざ】でしょうか…」と一人ひとり発言してくれる実習指導者が増え、そのどれもが素晴らしい発見でした。「これで一冊の本ができそうですね」と言うと会場が笑いにつつまれました。

　【わざ】は素晴らしいと感動します。看護の先輩方から現場で教わった【わざ】もあれば、日々の実践の中で自らが発見したものもあると思います。どれも看護の場で日々実践されているものです。だから【生きたわざ】だと思うのです。「実習指導者のみなさんの【わざ】教えてください」。学生はそれが知りたいのです。

（阿形）

# 2 実習施設の受け入れ体制

　実習施設はそれぞれ、地域において住民の健康と生活を守る大切な役割を果たしています。病院でしたら、患者さんに安心で安全な治療と看護を提供すること、これが第一義的役割です。それだけでも現在の医療情勢のなかで、確実に遂行するのは大変なことです。そこに、まだまだ未熟な学生を指導する役割が加わるのですから、臨地実習を受け入れることにも大きな決心がいるのではないかと思います。しかし、目の前の大変さではなく、後輩の育成、自施設の看護実践の質向上、社会からの信頼を得る専門職としての使命など、大局的にその意味を見いだし、積極的に施設環境を整えていただける実習施設は、看護学校・養成所にとってなくてはならないパートナーです。学生が学びやすい環境をつくっていただいている実習施設は、看護部長などトップの考え方やそのリーダーシップによるところが大きいと実感します。本章では、効果的な実習指導をしていただいている看護部長（塚本）の側から寄稿いただきました。看護部の組織づくりのこと、実習受け入れにあってご苦労いただいていること、学校に求めること、さらにコラムでは多くの指導者の生の声を集めていただきました。よきパートナーとして、これからもお互いの事情を察しつつ、地域に求められる看護師の育成をしていきたいと思います。　　　　【池西】

## A　病院看護部を運営するものとして

　当院（医仁会武田総合病院）は京都市伏見区（人口 28 万人。京都市の 11 行政区中最も人口が多い）に位置する 500 床の急性期病院です。グループの一施設である当院は、「思いやりの心」の経営理念のもと、医療の進歩に沿った質の高い医療・看護を提供し、常に地域社会に貢献できる組織として努力しています。看護部の人材育成方針は、「看護職一人ひとりが看護の専門職として役割を意識し、その能力を発揮してやりがいが実感できる "思いやりの看護" を提供できる人材の育成」に重点を置き、教育システムの充実化を図っています。看護職員の職場環境は 20〜30 歳代で、仕事と家庭・子育てを両立している看護職者が多く、働き続けられる環境が整備されています。そのため、資格取得後 3〜5 年をピークに 6〜10 年以上の中堅からベテランの経験層が厚いという強みがあります。このような職場風土から、看護のスペシャリストたちが多く生まれ、臨床看護実践において活躍しています。毎年、多くの臨地実習生を受け入れていますが、現在、京都市内の大学 2 校、専門学校 2 校、大阪から専門学校 1 校と兵庫県の短期大学 1 校の合計 6 校と連携しています。1 年間の実習学生総数は 253 名、のべ人数 1,507 名になっています。コロナ禍で年明けに実習中止時期があり、減少しています。

　当院では、バランスト・スコアカード（BSC）による目標管理を実施して、各部署

ならびに各委員会が目標達成に向けて努力しています。教育を担当する部門として、看護部の継続教育委員会の中に基礎教育委員会を設けています。基礎教育委員会の任務では、①各看護大学・専門学校の基礎および領域実習に関する指導計画・方法・評価・実習環境に関すること（個人情報保護法の規定を遵守し、各学校規定の誓約書の手続きを行う）、②新人看護職員研修に関すること、③基礎教育（看護学生・新人看護師）の質の向上に向けた活動、④中途採用者の教育計画の進捗状況に関すること、⑤教育担当者・実地指導者の役割遂行支援に関すること、⑥看護手順の運用・改訂、⑦実習指導マニュアルの運用・改訂を掲げ、看護学生からその後の臨床で看護実践を展開するすべての看護職員への基礎教育に力を注いでいます。また、実習指導者会のメンバーは原則、実習指導者講習会修了者・看護管理研修終了者で構成していますが、実習の受け入れは看護職員全体での意識で対応しています。

基礎教育委員会の中の1つに「実習指導者会」を位置づけ、より良い臨地実習を目指して活動しています。実習指導者会としては、各看護大学・看護専門学校の教育方針に基づき、実習生の実習効果を高めるため臨床現場での指導、実習環境について評価・改善を目的としています。

2016（平成28）年度の実習指導者会のビジョン（願い）としては、①指導者と実習生が相互に納得できる指導ができる、②病棟全体で指導できる環境を調整できる、③指導場面での問題提起を通して自己成長へとつなげることができる、④統一した指導が行え、教員と連携がとれる、を掲げ、ゴール（目標）に、①実習指導者として自部署の指導者（レベルⅢ以上看護師全員）とともに学生の成長や自己の成長を実感できる、②部署内の指導者と知識の共有ができ、指導環境を整えることができる、③領域別課題が把握でき解決策が見いだせるとし、目標達成に看護部全体で取り組んでいます（図2-2-1）。

## B　臨地実習場として看護学生を受け入れる意義

### (1) 看護学生を受け入れる思い

看護学生は、学内で講義・演習などと並行しながら、臨地実習という教育プロセスに臨んできます。領域別看護学実習として、専門分野と統合分野に分類され、それらはまた細分化され、それぞれに実習目的を持っています。まずは、看護の対象者を理解することから始まり、看護実践の基礎となる知識・技術・態度を学び、看護の果たすべき役割は何かを考察し、そこから、対象ごとに実習のねらいを定め、学びを深めていきます。すべての臨地実習が修了する頃には、保健師助産師看護師法を理解し、専門的知識や技術を習得、有能な看護実践者として社会に貢献できる人材の基盤形成のアウトカムに差し掛かっていきます。また、国家試験を合格し晴れて看護職のプロとして社会貢献できる人材となります。このような看護学生にとっての臨地実習の場は、社会人としての礎を構築する重要な学習時間で、講義・演習

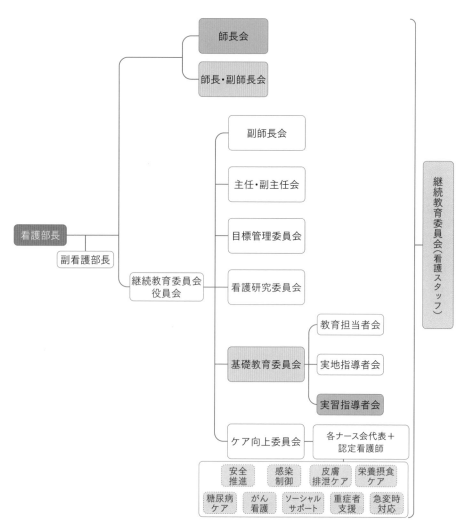

**図 2-2-1　看護部委員会機能図**

では体験・体感することのできない、リアルな命と向き合い、働く人々という集団
でのコミュニケーションに揉まれ、自分自身の看護への向き合い方を再確認したり
と苦しみながらも、一方では患者さんの「ありがとう」に、看護の喜びや看護師と
してのやりがいを感じる深く・広い機会となります。

　このような看護学生を受け入れる臨床は、通常の看護実践を行いながら実習の目
的、ねらいを達成できるように一生懸命努力を重ねています。看護学生と一緒に患
者を看ていくプロセスにおいては、看護基準をもとに看護手順を整備し、看護部理
念のもと、対象者のニーズへの対応を実践しています。このような環境は、学ぶ組
織作りとなります。学習の定着には、講義や読書より、誰かに教えることが一番力
になる方法です。学生とのコミュニケーションを意図的にとることは、勉強と学び
のバランスにおいて個性を見いだして、自律的な学習者を育てるという機会になる
のです。学生と看護師が共育できる環境が臨床です。このサイクルは永遠に続くの

は当然で、少なからずスパイラルアップ（向上）することが重要なのです。

　教える側の経験を押しつけるのではなく、**学習者の能力を信じ伸ばそうとする心構えは、患者への看護計画の実践と同等・同様**なのではないでしょうか。自分の考えや思いを表現することが得意でない学生へ、研修の場を増やすことより、対話の量を増やすことができる、教え上手な、聴き上手な看護職を組織の中に増やし、患者さんにとっても看護学生にとっても、看護師にとっても、そして組織や社会にとってもより良い場の提供、より良い場の環境をマネジメントすることがこれからのヘルスケアシステムの構築につながっていくと信じています。

## (2) 看護の継承のために

　日本看護協会では「看護職の倫理綱領」のなかで「看護は、あらゆる年代の個人、家族、集団、地域社会を対象としている。さらに、健康の保持増進、疾病の予防、健康の回復、苦痛の緩和を行い、生涯を通じて最期まで、その人らしく人生を全うできるようその人のもつ力に働きかけながら支援することを目的としている」と示しています。超高齢社会のなかで看護職の役割と責任も多様化しているなか、看護マネジメントにおいては新しいヘルスケアのシステムを創造し、チームや組織、そしてシステムを動かしていく活動として捉えることが必要と言われています。看護管理者としては、「人がひとを育てる」「仕事が人を育てる」「深く学ぶ習慣をつける」「自律的なキャリアの形成」に重きをおいた人材育成を目指していますので、日々の仕事への向き合い方に重点をおいた OJT を大切にできる職場風土を整えることが役割と考えて、発言・行動しています。

　また、良いチームの条件は、目的や目標が明確ですべての職員がしっかりと認識していること、メンバーがお互いに目配り、気配り、心配りと意識しながら行動していること、そして、コミュニケーションや会話や対話が活発で、連携と相互的援助がタイムリーに行われていることだと思います。当院では、継続教育委員会を基軸に基礎教育委員会として、教育担当者会・実地指導者会・実習指導者会が 3 本のベクトルとしてより良いチームを構成していると感じています。

---

## C　実習受け入れにあたっての施設内の体制づくり

---

　2022 年現在、当院の実習指導者研修修了者は 25 名と、多くの臨床看護師が活躍しています。看護部では、能力開発プログラムの年間計画立案時から、毎年 1 名を選出し、院外で開催される実習指導者研修を受講させています。臨床現場においては、1 名の優秀な看護師が 2 か月間不在になりますので、その間は全員でフォローしながら看護実践の質が低下しないように協働しています。この研修目的は、学生の実習を指導する看護師として必要な知識や技術そして態度などを習得することです。受講看護師は、そこから臨地実習の意義を理解することができ、人が育つことや、人を育てること、教育制度の変遷、学校との連携の必要性など多くの学びを持

ち帰って来てくれます。そして、臨床現場における継続教育にも、新しい視点での発言や行動、意図的な関わりを実践してくれます。この積み重ねが現在の当院の教育環境、看護部の質の向上につながっていると確信しています。

　毎年、学生の指導者として固定の看護師が携わることは難しいのが臨床現場です。そのような中で、学生の実習・指導内容を把握し、一貫した指導ができるよう各病棟で学生の情報を伝達するノートなどを作成しこれまで使用してきた経緯があります。しかし、その伝達方法も病棟ごとに異なっていたこともあり、実習指導者会では、どのような情報共有ができればより効果的な実習が行えるのかを議論し合い、共通した情報共有用紙（資料 2-2-1）を作成したほうがよいという結論に達し、新しい用紙の作成にたどり着いたのです。

　学生情報共有用紙の使用基準（資料 2-2-2）には、学生の実習・指導内容を把握し学生の課題を明確化することで指導の一貫性を図り、実習がより円滑に進められるようにしていくことを目的にうたっています。この用紙を活用した結果、学生への日々の指導内容が明確になり、学生の状況把握も容易になったことで、最終評価の困難さが緩和されたのです。また、今までは、日々指導に関わるスタッフから、何を指導していいかわからないなど不安が寄せられていましたが、この用紙の活用でわかりやすくなったと好評を得ています。確かに記入に時間がかかるという点では、もう少し簡素化したほうがいいのかもしれませんが、学生の個別性がわかりにくくなるというデメリットもありますので、しばらくは現在の記入方式としていきます。

　個々の学生の実習計画や実践行動を大切にしながら学びの多い臨地実習を達成するためには、現場のスタッフの協力は大きな力になりますので、看護部全体で実習に伴う課題解決を目指していきます。

　年度始まりの 5 月の実習指導者会では、「学生の傾向をスタッフに伝達したい」「病棟編成に伴い新しい部署に異動したので、疾患や特徴などを自分でも学習して学生に指導したい」「研修で学習したことを活かした指導をしたい」など、学生への指導者としての心構えや意欲的発言が聞かれています。7 月の実習指導者会では、「学生情報共有用紙の活用は問題なく使用できていて、各病棟のスタッフへの浸透もみられるので、もっと効果的にするために、カンファレンスの運営についての記載も追加していこう」「指導場面で良かったことや困ったことを看護現場学の項目に沿って事例報告書に記入し分析していこう」と、部署内の連携や調整ができていることや、実習に伴う課題解決に向けての取組を実践しています。10 月には、指導者としての知識の向上を目標に、「今どきの看護学生とのコミュニケーション」をテーマに、学生の特徴、ティーチング、コーチングなどについて説明したプレゼンテーションを準備、指導者の温度差をなくすため、発表原稿まで作成した統一した内容にするなど、充実した病棟内学習会の企画・運営により、効果的な指導環境構築を目指しています。また、当初は学生指導者のレベルⅢ以上を対象としたのですが、それ以外のスタッフへの学習機会へと発展したことが、看護部全体で実習生を受け入れる風土が醸成されていることを意味しているのではないでしょうか。

　学習会の反応としては、「現在の学生の傾向がよくわかった」「学生を信じてアサー

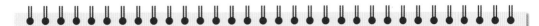

### 資料 2-2-1　実習指導者情報共有用紙

学校名（　　　　　　）学生氏名（　　　　　　）
実習目標：各校の実習指導要綱を参照し把握すること　　受け持ち患者名（　　　　　　）

| 日付 | 本日の実習目標 | 実施したケア内容 | 本日の指導内容、学生への課題など |
|---|---|---|---|
| ／<br><br>実習<br>担当者 | 学生があげてきた本日の実習目標を記入<br><br>＊その目標が達成できるように指導していく<br>など | ・術後ベッド作成<br>・清拭<br>・バイタル測定<br>　　　　　　　　など | ・術後侵襲や病態生理を考えた観察をするように<br>・その観察からケア内容に導くためのヒントを与えています<br>・実習態度で気になる点<br>例）挨拶ができない、適切な言葉使いができない<br>　　見だしなみが不適切、指導者の助言に対しての反応や素直さに欠けるなど<br>　　実習態度に対して指導をしたのであれば記載を |
| ／<br><br>実習<br>担当者 | | | |
| ／<br><br>実習<br>担当者 | | | |
| ／<br><br>実習<br>担当者 | | | |

| 手術室見学　指導担当者：（　　　　　　　）<br>・指導内容<br>　術前看護、術中看護について<br>　術中看護の視点を術後につなげられているか確認を<br>・学生の良かった点、気になった点　など<br>　積極的に質問できていた | （手術室・ICU）指導者から病棟指導者へ |
|---|---|
| | 麻酔による侵襲についての理解が不足しているので、引き続き病棟実習中にフォロー願います |
| | 病棟指導者から（手術室・ICU）指導者へ |
| | 病棟実習で術後患者を受け持ち術後侵襲に関しては、学習ができていますので実際の術中の看護視点を指導願います |

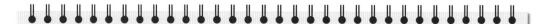

### 資料 2-2-2　学生情報共有用紙の使用基準

【目的】

　指導者が複数で実習指導を行う場合、日々の学生の実習状況・指導内容を伝達し、学生の目標達成に向けた効果的な指導を行うことが必要である。学生情報共有用紙の活用により、学生の実習・指導内容を把握し学生の課題を明確化することで指導の一貫性を図り、実習がより円滑に進められるようにしていくことを目的とする。

※ただし、実習期間中を通して実習指導を一名で行う場合は、学生情報共有用紙の
　活用はその指導者に委ねることとする。

【使用方法】

1.　指導者は、学生のその日の目標を確認し記載する。

2.　学生が実施した内容、その内容に対しての指導、課題について記載する。

3.　カンファレンス用紙も同様とする。

※記入方法についての詳細は別紙（注：本資料では割愛）参照とする。

【手術室、外科系病棟、ICU の連携について】

・手術室から外科系病棟への実習移行時は、学生情報共有用紙は手術室でコピーを
　し使用する。

・外科系病棟から手術室への実習移行時は、病棟からの申し送り時に学生情報共有
　用紙を手渡す。

・一般病棟から 2 L 病棟（特定集中治療室）への実習移行時、学生情報共有用紙は申
　し送り時に手渡す。2 L 病棟（特定集中治療室）から一般病棟への場合も同様とする。

※学生情報共有用紙の活用は、実習項目にかかわらず、すべての学生が対象

平成 27 年 12 月　作成

---

ティブコミュニケーションを実践してみよう」「体験型を取り入れることで、学生の気もちが理解できた」「コミュニケーションを大切にしていきたい」などの発言があり、学習内容が臨床看護師に共有・浸透したと思われます。

　そのような年間の活動の中で実習指導者会のメンバーたちから、以下のコメントが届いています。

・　勉強会をしたことで、部署内の実地指導者がどう変わったのかみえる形で評価
　　し、その評価を受け、次の行動を起こしていきます。

・　実習要項を理解したうえで関わることは、学生の目標や課題、やりたい看護な
　　どが理解でき、指導の仕方も去年より「楽しくなった」という変化があります。

・　指導は部署全体で協力して実施するため、受け入れ環境や指導環境が整えられ
　　るよう、連携・調整していきます。そして、指導者としての知識・技術を向上
　　できるように研修参加や自己学習していきます。

・　さらに学生が実習しやすい、「自部署の看護師達のような看護師になりたい」

「ここに就職したい」というポジティブな学生の声があがるような病棟づくりを課題に風土づくりの基盤を築いていきます。

- 多くの看護師は教育学の単位を取得しているわけではなく、「受け売り」で指導している場面も多くみられるのが現状で、「自己流」になっている部分もあります。

　この部分において、自己の課題として指導においても理論や心理学やリフレクションを活用し根拠のある思いやりを持った指導を実践していけるようにバージョンアップしていきたいと考えています。

- 自部署では、（マネジメントラダー）レベルⅢのみんなに実習指導をする機会を経験してもらおうと、1クールの実習に対してできる限り担当を分担し、いろんな人が学生に関われるように働きかけています。レベルⅢの指導技術は毎日の患者指導をみている限り学生に向けた指導にも問題ないと感じていたので、実習指導者としては、対応に困ったときなどに助言するだけで実習期間は順調に過ぎたと思います。

- 笑顔・笑い声で始まる臨地実習、患者の「ありがとう」に心が何かを感じる臨地実習は、学生のテキストをまるで飛び出す絵本に変化させるくらいの「力」があるように感じます。その「力」のパワーを拡大していくための看護部の体制づくりは、看護部の理念を忘れることなく、常に目的意識を持ちながら、専門職としての自負心や働きがいのある職場づくりを追求していくことが重要だと考えています。

　臨床での年度末は、新しい行動が定着していく再凍結期間として時間を設けています。そして、4月に目標シート（資料2-2-3）のゴール（目標）の項目について評価を行い、次年度のさらなる質の向上、変化・変革のプロセスを踏んでいきます。

---

## D　施設から看護学校に求めること

---

### （1）効果的な臨地実習のために

　臨地実習を効果的にするためには、送り出す学校側、そして受け入れる施設側の双方環境調整が重要となります。学校の教育方針、学生の実習目的や目標、学年・学生・グループの特性などの情報共有を学校側から提案していただくことで、臨床現場の実習指導者が把握でき、そこから、スタッフへの発信・周知が可能になります。

　実習期間中は、学生の当日欠席、遅刻、ユニフォームやせっかく作成したパンフレットの忘れ物があったり、また臨床現場でも、スタッフの当日欠勤への対応や患者急変など、予定通りに進まない事象がたくさん発生しますので、担当教員と実習指導者・スタッフ、学校と施設で顔の見える対話を繰り返しながら、効率的な環境作りに努力していく必要があると考え実践しています。教員に通信機器を携帯して

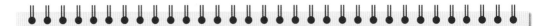

## 資料 2-2-3　目標シート

| ビジョン（願い） | | 基礎教育（実習指導者会） | | |
|---|---|---|---|---|
| 1. 指導者・実習生が相互に納得できる指導ができる<br>2. 病棟全体で指導ができる環境を調整できる<br>3. 指導場面での問題提起を通して自己成長へとつなげることができる<br>4. 統一した指導が行え教員との連携がとれる | | 委員長：奥村　真理<br><br>定例会：第1水曜日 16：30〜17：30 | | |
| ゴール（目標） | | 備考 | | 司会/書記 |
| 1. 実習指導者として自部署の指導者とともに学生の成長や自己の成長を実感できる<br>2. 部署内の指導者と知識の共有ができ、指導環境を整えることができる<br>3. 領域別課題が把握でき解決策が見いだせる | | | | 5月 奥村/外来　　10月 3W/5SW<br>7月 3S/6L　　　11月 5L/2L<br>9月 3L/OP　　　12月 3N/5N |

| 上期目標 | 目標値 | 具体的行動計画 | | | | | | 上期評価 |
|---|---|---|---|---|---|---|---|---|
| | | 5月 | 6月 | 7月 | 8月 | 9月 | 10月 | |
| 部署内での学習会企画・運営 | 各自が病棟内で学習会を実施できる | | A大学研修会参加 | 学習会準備 | | | 病棟内学習会 | 学習会の実施が11月になる予定。会議内での学習会は実施できた<br><br>達成度　　90% |
| 部署内の連携・調整を行い、指導環境を整えることができる | ・マニュアル見直し<br>・学生情報共有用紙活用・評価 | グループ活動・進行状況報告 | | | | | | マニュアルは改訂内容を検討中。共有用紙も問題なく使用できている<br><br>達成度　　90% |
| 実習に伴う課題の解決情報共有 | 実習状況の報告<br>問題発生時 | | | 保健衛生 | | A大学基礎<br>B大学基礎II | | 報告用紙を使用し問題提起や課題の解決策の検討を実施できている<br><br>達成度　　100% |

| 下期目標 | 目標値 | 具体的行動計画 | | | 下期評価 | 次年度の課題 |
|---|---|---|---|---|---|---|
| | | 11月 | 12月 | 1月から4月 | | |
| 指導者としての知識の向上 | 病棟内での受け入れ環境を評価できる | 病棟内学習会 | 病棟内の環境について評価し発表できる | | 病棟内での学習会は計画通り行え、自己の成長も実感できた。各病棟で学生を受け入れる環境ができた<br><br>達成度 100% | 病棟のレベルIII以上のスタッフが不安なく実習指導ができ、環境もともに整えることができるよう、取り組むことが必要と考える |
| 部署内の連携・調整を行い、指導環境を整えることができる | ・マニュアル見直し<br>・学生情報共有用紙活用・評価 | グループ活動・進行状況報告 | | | 指導者の役割を示すマニュアルの作成が行えた。情報共有用紙も効果的に活用できている<br><br>達成度 90% | **成長確認**<br>この1年で身についたこと<br>病棟内の指導者育成に向け各自がどのように働きかける必要があるか学べ、実践できた |
| 実習に伴う課題の解決情報共有 | 実習状況の報告<br>4回/年<br>問題発生時 | A大学 | | | 大きな問題はなく、必要時会議内で問題解決でき、情報も共有できた<br><br>達成度 100% | **知の成果物**<br>学習会の資料<br>マニュアル |

いただき、いつでもどこでも連絡が取り合える状況づくり、何かあれば看護管理室に来ていただき調整を行ったり、院内ラウンド時にはできる限り足を運び声かけしたりと、実習期間中は毎日、顔の見える環境を心掛けています。また、実習に伴う環境作りについての意見交換では、学校主催の年数回行われる懇談会へ可能な限り実習指導者全員の参加を促したり、実習期間中に限らずタイムリーに実施できるよ

うな、実習病院と学校との関係性の構築も必要不可欠です。

当院では、メールでの情報交換なども心がけています。教員の先生方には、実習の機会をかねて、**臨床現場で活躍している卒業生への声かけや関わり**もぜひお願いしたいと思います。お互いに主役は看護学生ですので、両者が遠慮することなく話し合える「場」、次世代を担う看護職を教員と臨床現場がともに育てることができる「場」をつくっていくことが大切だと認識しています。

## (2) 臨地実習を受け入れるにあたっての問題点

入院医療の機能分化・強化における医療が提供されるなか、急性期病院での看護実践は、短期間で対象者の生活の質を保障するケアが求められています。実際、患者の在院日数短縮の流れのなかで、学生の実習目標を達成することが困難な現状もあります。学内での施設概要や、病院概要説明、看護部の活動説明などに時間を費やしオリエンテーションを行っても、情報や知識として学生に伝わらないままでの実習開始となる場面も窺えます。このような臨床現場のなか、私たちは病院全体で学生を受け入れる環境調整・体制づくりに努力している現状があります。

また、実習指導者会の運営において現状の問題点から今後の課題などについての議論を行い、受け入れ部署での指導に温度差がないように、レベルⅢ以上の看護師は学生の指導に関われるよう、指導者の養成を目指した学習会を実施しています。

（塚本美晴）

## 実習指導者たちからのメッセージ集（2017年）

### 1　横山　元

　手術室では見学実習が多くの時間を占め、患者と関わる時間も少ないです。そこで、少しでも有意義な実習にしてもらいたいと考え、空いているルームを使い、学生に体験型実習を取り入れました。「患者の立場になる」を目的に、学生に実際に手術台に仰向けに臥床してもらい、狭いベッドでの寝心地、まわりに表情がわからないたくさんの人が取り囲んでいる圧迫感などを実際に体験してもらいました。実際に体験したことで、学生からは、「自分が寝ているまわりに人がいるだけでこんなに緊張するとは思わなかった」などの感想が聞かれ、少しでも**患者の立場になって考える大切さ**を伝えられたと思います。

### 2　笹田央子

　実習後半に状態が悪化してしまった患者に対し、学生は日常生活援助を実施しようとしていたが、ケアは自分のためのものではなく、**患者にとってのケア**であり、患者に合わせた援助が必要であることを指導した。日々指導者が変わるなか、情報共有用紙を活用し、伝達したことで実習最終日には、患者に寄り添う看護が行えていた。伝えたことが患者に伝わったことに達成感を覚えた。

### 3　小河知香

　Ａ看護大学基礎Ｉの学生５名が実習に来た際、おむつ交換は手間のため膀胱留置カテーテルを入れるほうがよいのではないかと、実習の振り返りで意見があった。そのとき指導者が、挿入する不快感や非生理的なこと、自分の立場だったらどうか、今までの生活とライフサイクルが変化していることによる患者本人のストレスなど、さまざまなことを評価すると、安易に挿入することが良いわけではなく、業務の手間のために身体的苦痛を与えるのは、看護師としての資質が問われると話した。その後、学内での学びの発表会のときに、「**患者の安全・安楽・自律**」をきちんと実践できる看護師になりたいと発表しており、指導者の思いは伝わったと感じた。

### 4　小松美紀子

　実習の初日に私と初めて会うとき、私は自分から学生に自己紹介のあいさつをした。学生は私が促すまで自己紹介のあいさつがなかった。**実習目標**に「患者とのコミュニケーション」を挙げていて、その日の終わりのカンファレンスで「うまくできなかった」と自己評価があった。患者の所に行ったとき、患者に自己紹介のあいさつがなかったことを知っていたので、そのことを指摘した。次の日からあいさつができるようになった。

### 5　渡邉紗友里

　Ａ看護大学、生活行動援助論実習Ｉでのことです。コミュニケーションや日常生活援助の見学などを通して関わりをしたが、実習中、カンファレンスでは学生さんの反応も少なく、記録内容をみる機会もなかったこと、また指導経験も浅かったため指導方法や関わりが大丈夫だったかな、実習目標につながる学びになったのかなど不安に思っていました。しかし、実習終了後の実習成果の発表会に参加した際に実習のまとめを聞かせてもらえたことで、実習での経験からしっかり学びにつなげていってもらえているんだなと実感できたことが良かったことです。学生さんの指導の仕方、また患者さんとの関わり方などもよく見られていたので、**指導者として姿勢や看護、指導**

内容の影響力の大きさも改めて実感できたため、今後の自己の課題も見いだすことができました。

### 6　山田晶子
　安静が守れず、病棟中を走り回る3歳児の安静や感染防止に対する指導の介入が困難な児に対して学生が困っていたため、児の発達段階をともに考え、指導を行った。その結果、児の行動変化が見え、母親の協力が得られる場面を見ることができた。その後、学生が児に応じた指導を考え、児の母親への効果的な介入ができ、**学生の達成感**につながった。

### 7　中屋美幸
　慢性期実習で、退院後の生活を考えるうえで患者から情報をとり、**看護計画に足していく流れ**が理解できた学生が、指導を行うと患者の反応が良く、そこから新たに指導する点が見えてきたり、指導方法を考えてみたりする姿勢をみられて、指導者の指導内容が適切であったと感じることができた。その学生からは楽しかったと言ってもらえた。

### 8　宮脇裕子
　学生が作成した退院指導パンフレットは必ず一緒に同席し患者の反応を共有しています。学生がパンフレットを作成し追加修正などの指導の際に学生に「まだ私がんばれる、改善できる、こうすれば患者さんが喜んでくれるんじゃないか」という期待を抱かせることをポイントに指導しています。実際に一生懸命追加修正して学生は毎回それぞれの患者に合ったすばらしいパンフレットを作成しています。それをベッドサイドで患者に説明し、患者は自分のことを考えて作成したことが見て取れるパンフレットにすごく感動されます。そのときの患者のポジティブな反応を、詰所に帰ってきて必ず学生と振り返るようにしています。その際、「まだ私がんばれる、改善できる、こうすれば患者さんが喜んでくれるんじゃないか」の指導が活きていると学生に「やりがい」を実感させることができるように思います。また**指導者が喜びを共有することやがんばりを承認すること**で、これからもがんばろうというやる気にもつながっているように、学生のやりきった感満載の笑顔を見るたびに思います。実習は患者さんから直接感謝を受けることができ、そのとき感じたやりがいや喜び、達成感は学生のぼんやりした「看護師になりたい」という目標を確実なものにしていきます。この積み重ねが実習の意義ではないかと考えます。そして、その目標に向かってやる気を見せる学生の姿は私たち指導者だけではなく、現場の看護師の原動力にもなると思います。

### 9　辻岡愛理
　尿管結石の患者を担当した学生がいました。他の学生も同疾患の他患者を担当していて、パンフレット作成や退院指導を行っていました。しかし、その学生は「私の患者さんは困っていることはないと言っているのでパンフレットは必要ないと思います」「自分で全部できている患者さんに、何をしたらいいのかわからない」という発言が聞かれました。学生カンファレンスで意見交換を行いましたが、結果的に患者が退院するまでパンフレット作成はできませんでした。教員にも相談すると、他の学生よりも実習に意欲がないこと、前の実習でもそうであったことの情報を受けました。2週目からは、2例目として再度同疾患の患者を受け持ってもらい、まず指導者が**学生の性格や今までの傾向**を把握したうえで、一緒にベッドサイドに行き患者と話す姿や、患者が困っていることの抽出をどうしているのかを、見学してもらい振り返りを

行いました。また患者と学生の間に入り会話の手助けをするように心がけました。その際学生から「ベッドサイドに行くことやなぜ入院しているのか、入院前の情報収集の必要性についてよくわかった」と発言がありました。また、「もともと自分から話すことが苦手であり、どうやって話したらいいのかわからなかった」との発言が聞かれました。

　患者の困っていることや生活指導を把握できたことで、学生から「患者さんに何かしてあげられることはあるのか」「パンフレットの必要性がわかった」と発言が聞かれ、最終日に、指導者が見守る中、学生から患者に自己作成したパンフレットを説明できました。患者からも「もらって帰るわ、ありがとう」という言葉をいただけ、その言葉で学生にも笑顔が見られ実習を終了することができました。

　学生がなぜ意欲がないのか、なぜ1週目のような発言が聞かれるのかを指導者として考え、密に関わることを行った事例でした。実際意欲がないのではなく、学生のわからないことや困っていることを早期に引き出してあげること、学生ができていることを共感し、できないことはともに介入することで学生のやる気ややりがいにもつながり、看護の必要性も理解してもらえました。その結果、学生の達成感にもつながる実習ができたと思います。

## 10　奥村真理（実習指導者会委員長）
**＊私たちの受け継いだ『看護のバトン』を私たちの後輩にどう託していくか**
　これから必要とされる看護職
　いつでも・どこでも・誰にでも途切れることなく必要な看護を提供
　看護学生は学習をはじめたばかりだから、
　**実習に来て、看護師と一緒にケアすることで、看護ってこんなものなんだと知る**
**＊実習で大切なこと**
　してもいい失敗
　してはいけない（させてはいけない）失敗
　だから、
　この患者さんには何に注意が必要かしっかり伝える
**＊看護の意味づけ**
　やっていることが『看護なんだ』と意味づけられる関わりが必要
　今、自分が実践することが看護かどうか考察できるように
**＊臨床の場が、学生が実習に来ることで、教育の場になる**
　そのため看護師であるとともに、教育者となる
　だから、
　臨地で何を学ぶか、学ばせたいか
　必要なことは厳しく指導していく
　看護の喜びを看護学生とともに味わえる実習を目指していこう

# 3 臨地実習指導の実際

　本章からは指導の実際についてです。まず理解しておきたい実習指導案の作成の意義・方法からはじめます。実習指導案を書くのは面倒、その時間がない、あるいはどう書けばいいの…と惑われている方も多いと思います。私たちのミッションは「教育」ですので、意図的・計画的に学生に関わり、学生の成長を促す必要があります。そんな教育実践のために必要なのが学習指導案（臨地実習の場合は実習指導案）です。その意義を再確認していただき、形ではなく、どう考えて、どのように臨地実習指導をすればよいかが具体的になる実習指導案を作成する必要があります。そこから実習全体がイメージでき、事前に教員・実習指導者として準備すべきことも見えています。加えて、臨地実習に欠かせない、経験を振り返って経験知にしていく学習方法として、あるいは経験の共有化のために導入されるリフレクション、カンファレンス、プロセスレコードといった学習方法についてもその指導ポイントについて具体例を示しながら説明します。なお本章では、（専）京都中央看護保健大学校看護学科副学科長　山本絵奈先生に貴重な資料を提供いただいております。　　　　　　　　　　　　　　　　　　　　　　　　　　　　　　　　　【池西】

## A　臨地実習の学習指導案（実習指導案）の作成

　看護教育には、第1部で詳説したように講義・演習・臨地実習の3つの授業形態があります。授業を意図的、計画的に、しかも効果的に行うために学習指導案を作成します。もちろん臨地実習指導を行うのにも必要です。臨地実習の学習指導案を、特に**実習指導案**といいます。

　実習指導案の作成には、3つの意義があります。①指導のための思考を整理し、意図的に、計画的に指導を行うことができる。②自らの指導を振り返り、評価に役立てることができる。③明確に記述された実習指導案は、他者も参考にすることができ、ひいては、看護教育の質の向上にもつながる、ということです。

　講義・演習の学習指導案と比べると、実習指導案は、考慮すべきことが複数あるため、いくつかの視点で考察する必要があります。講義・演習の学習指導案は、その科目における授業者と学生の2者間の相互作用ですが、臨地実習はそれだけでなく、実習施設の方針や規定および実習指導者の判断、何より患者さんの状態に大きな影響を受けるものです。学習環境は人的にも物的にもさまざまな変化があり、それらの融合が学生の学びに大きく影響するのです。それだけに効果的な実習指導案の作成はなかなか難しいものです。そして、講義・演習の学習指導案とは少し違った形で作成されることが多いので、その違いを確認しておきましょう。

本章では、基礎看護学の実習指導案づくりを紹介します。「初めて患者に接し、学内で学んだ日常生活援助を実施する」という病院実習での実習指導案です。具体的な方法を、筆者（石束）の学校での例を挙げて説明します。

## B　基礎看護学１実習（後半）：１年次の１月実施

### (1) 科目の実習指導案（指導計画）

　自分の担当する科目の臨地実習全体の実習指導計画を立てる段階です。通常、講義・演習の学習指導案を作成する際には、学習内容の塊、これを"単元"と呼びますが、その単元ごとにまず、学習指導案（指導計画）を作成します。１科目は、２～３つの単元からなることが多いと思います。例えば、「生活の援助技術Ⅰ」という科目でしたら「食事」・「排泄」という２つの単元で成り立つことが多いです。「食事」と「排泄」では教えたいことが違いますので、「食事」の単元をどう教えるかについて考え、また別に「排泄」の単元をどう教えるかについて考えて計画を立てますので、これらを**単元の学習指導案**と言います。

　しかし、臨地実習の場合、実習単位（病院・病棟）ごとに教えたいことが決まりますので、科目の実習指導案（指導計画）というのが適切だと思います。要は、この実習で学生に教えたいことは何かを明確にしてどう教えるかを整理するのが、科目の実習指導案です。

　**科目の実習指導案**を作成するときには、以下のように考えます。まず、この実習で「教えたいこと（教材観）」を整理します。次に「教える相手」について考えます（学生観）。「どんなレディネス（学習の準備性）をもった、どんな特徴をもつ学生集団か」といったことです。そして、この「教えたいこと」を、このような「学生」に教えるには「どう指導するとよいか（指導観）」と考えていきます。教材観と学生観の順番はどちらが先でもよいですが、指導観はそれらを踏まえて書きますので、最後に書きます（図2-3-1）。

　以下、基礎看護学実習を題材として具体的に示します。

### (2) 学生観（こんな学生に）

#### 1）既習学習内容の把握
　学生のレディネスの把握（表2-3-1）。

#### 2）学習集団の理解
　本科目を履修する学生は、１年次生１クラス40名。男性２割・女性８割、既卒者２割・新卒者８割の集団で、講義での学生の反応は活発で、質問すると積極的に答える。座席周囲でのグループワークでは、概ねすべての学生がワークに参加できる。

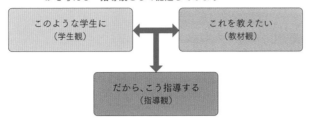

1. 教えたいことは明確か→教材観として記述してみよう
2. 学生はどんな学生で、何に興味をもち、学びたいことは
   何か→学生観として記述してみよう
3. 教えたいことを学びたいことにするにはどうすればよい
   かを考える→指導観として記述してみよう

図 2-3-1　授業を行うための 3 要素

表 2-3-1　既習学習内容

| 教育内容 | 履修状況 | 科目名 |
|---|---|---|
| 基礎分野 | 履修済 | 自然科学Ⅰ・論理的思考の基礎・法学・心理学・生活科学 |
| | 履修中 | 人間と社会・文化人類学・教育学・キャリア開発Ⅰ |
| 専門基礎分野 | 履修済 | 解剖生理学・栄養と代謝・病態生理学・疾病理解の看護学的視点<br>疾病論（呼吸器障害・消化器障害・腎泌尿器障害） |
| | 履修中 | 疾病論・臨床微生物・臨床薬理・情報科学 |
| 基礎看護学 | 履修済 | 共通基本技術Ⅰ（技術論・安全）・共通基本技術Ⅱ（バイタルサイン・コミュニケーション）・生活支援技術Ⅰ（環境・活動と休息）・生活支援技術Ⅱ（食事・排泄）・生活支援技術Ⅲ（清潔）・基礎看護学実習 1 日（前半—外来を受診する患者との関わりを通して、病院の機能と役割、外来における看護の役割を理解する。1 年次の 6 月実施） |
| | 履修中 | 看護学原論Ⅰ・共通基本技術Ⅲ（フィジカルアセスメント）・診断治療に伴う技術Ⅰ |
| 健康状態別看護<br>（領域横断） | 履修中 | 健康回復支援総論 |
| 領域看護学 | 履修中 | 精神看護学概論 |

しかし、グループ差があり、私語に流れたりグループワークにならなかったりする
グループも見受けられる。小テストなどで知識の定着度を測ると、周辺知識を統合
させて解答することはできず、断片的な知識の習得に終わっている印象がある。理
解力・記憶力ともにかなりの個人差が見られる。初めての臨地実習である基礎看護
学 1（前半）実習は終了しているが、外来での看護を学ぶ実習であり、入院患者につ
いてのイメージはあまりできていない状況である。しかし、根拠をもった計画的な
看護の必要性は認識できている。

### 3）学習者の興味・関心や経験の理解

　学生たちの傾向として、人の役に立ちたい、良い看護がしたいという使命感や目
的意識は持続しており、既習の専門的知識・技術を実践の場で活用したいという願
いを持ち、臨地実習に向けてワクワクした気もちを持つ反面、生活体験も少なく、看

表 2-3-2　基礎看護学の構築（14 単位）

| | | |
|---|---|---|
| 基礎看護学 1 実習（1 単位）前半 1 日（外来患者）後半 5 日（入院患者）<br>基礎看護学 2 実習（2 単位）12 日（看護過程実習） | | 実習<br>3 単位 |
| 生活支援技術　3 単位（90 時間）<br>生活支援技術 I（環境調整・活動・休息）<br>生活支援技術 II（食事・排泄）<br>生活支援技術 III（清潔） | 診断治療に伴う技術　2 単位（60 時間）<br>I．感染予防・吸引・酸素・BLS<br>II．与薬・診察・検査（2 年次） | 基礎看護技術<br>10 単位 |
| 共通基本技術　5 単位（135 時間）<br>I．技術論・環境・安全安楽　II．バイタル・コミュニケーション<br>III．フィジカルアセスメント　IV．問題解決思考（看護診断過程）V．臨床判断（2 年次） | | |
| 看護学原論 I　1 単位（30 時間）<br>1．人間・健康・環境の主要概念を学び、看護とは何かを深く追求する。<br>2．看護理論および理論構築の発展のプロセスを学び、看護を科学的に捉える視点を培う。<br>3．看護の定義・機能を学び、社会において看護の果たす役割を理解する。<br>4．看護の歴史的変遷を学び、これからの看護について展望する。<br>5．人間の尊厳・権利について学び、人権擁護と看護の責任を追究する姿勢を培う。 | | 看護学原論<br>1 単位 |

表 2-3-3　基礎看護学実習の目的

**基礎看護学実習目的**
　看護の対象者を理解し、看護実践の基盤となる知識・技術・態度を学び、保健医療福祉の中で看護が果たすべき基本的責任を考察する。

**基礎看護学 1 実習（後半）目的**
　日常生活の援助を通して、看護者として患者と相互関係を築き、患者理解を深め看護者としての姿勢を培う。

**実習目標**
　1．入院患者の身体的・心理的・社会的な変化が理解できる
　2．入院患者の環境調整ができる
　3．日常生活の援助を通して、患者にとっての援助の意味を考察する
　4．看護者と行動をともにし、チーム医療における看護の役割を理解する

**発展目標**
　診断治療に伴う技術の場面を積極的に見学する。
　さまざまな健康障害を持つ対象に、看護を提供するためには、対象の全体像を捉え、ニーズや問題を明確にすることが必要である。対象の全体像を把握するためのアセスメントの枠組みとして、当校では NANDA-I をもとにしたオリジナルなアセスメントガイドを活用している。しかし、看護診断過程を学習する科目の履修は 2 年次である。そのため、学生が理解しやすいように、対象を大きく身体的・精神（心理）的・社会的（文化的）の三側面に分けて把握し、それらの統合化を図り、全体像を捉えるようにする。

護の対象に多い高齢者と接した経験も少なく、知識・技術の未熟さを実感していることもあり、緊張と不安を感じている。

## （3）教材観（何を、どこまで）

### 1）カリキュラムとねらいの理解（実習目標を読み解く）

　本科目、基礎看護学 1 実習（後半：5 日）は、基礎看護学 1 実習（前半：1 日）と合わせた 1 単位である（表 2-3-2、3）。

　具体的には、患者との関わりや観察、環境調整、生活援助を通して対象を理解していく。学生が気になる手がかりを大切に、「なぜ」から対象理解へとつなげる。そ

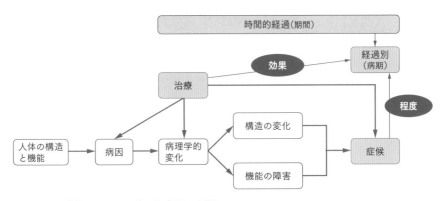

**図 2-3-2　症状のメカニズムと病期の判断**

こでは、科目「疾病理解の看護学的視点」で学んだ PBL〔Problem（Project）-Based Learning：問題基盤型学習〕の学習方法を活用することである。「なぜ入院しているの？」「この症状はなぜ起こるの？」「食事が自分で摂取できないのはなぜ？」「お風呂に入れないのはなぜ？」などと発問し、症候（症状・徴候）↔病理学的変化↔病因↔人体の構造と機能へとつなげていくことをねらう。また、発症（急性増悪を含む）からの期間や症状の程度、治療の効果の 3 つの視点から総合的判断に基づき、病期を捉えることにより、これから行う看護の方向性を理解する（図 2-3-2）。

　これらの視点に基づく看護については、科目「健康回復支援総論」で 5 つのシナリオの患者の看護をペーパー・シミュレーション（paper simulation）している。

　症候や病理学的変化の理解と同時に、患者との関わり、観察技術〔バイタルサイン、フィジカルイグザミネーション（日常生活援助時の患者の反応を含む）〕を通して、患者の身体的な状態を把握していく。

　基礎看護学 1 実習（後半）実習目標 1 で理解する身体的な状況とは、年齢、性別、疾患名、入院までの経過、治療・検査、病期、バイタルサイン（意識レベル・呼吸・循環・体温）、活動、休息［1 日の活動パターン、ADL 評価（食事、排泄、更衣、整容入浴、清潔、移動）、睡眠時間、状況］、栄養（食事内容、栄養状態）、排泄（尿・便回数・性状）、知覚-認知（聴力、視力、コミュニケーション能力）である。

　さらに、精神（心理）状況については病気について（理解度・不安・悩み・ストレスなど）、生きがい、趣味など、また、社会・文化的な状況（家族構成、職業など）を把握する。

　精神（心理）、社会、文化的な状況把握には、意図的なコミュニケーションが必要である（もちろん、身体的な状況を把握する問診についても同様であるが）。基礎看護学 1 実習（前半）の外来実習で、意図を持ち、患者とコミュニケーションを行うことを学んだが、本当の意味で患者の思いを聴くこと、自分の思いを伝えることの難しさを体験した学生が多くいた。基礎看護学 1 実習（前半）の課題を活かすよう助言することが必要である。また、チーム医療における看護の役割を考えることを意図し、看護職としてのコミュニケーション（患者・家族-看護師、看護師-看護師）を学び、人間関係技術の向上、倫理的実践について体験させる実習にしたい。

実習目標2，3における環境調整、生活援助については、学内で履修している学習内容であるが、対象に応じた援助につなげることは難易度が高いと考える。しかし、その中でも環境調整については患者の療養環境をアセスメントし、安全・安楽・自立の視点から病床環境を整えることができることを目指す。実習目標1の対象理解が進んだ実習3～5日目には、対象に応じた療養環境を考えながら整えることができることを期待する。実習3日目に療養環境について援助の評価をする必要がある。生活援助については、患者に実施されている援助に参加しながら、一般的な援助の目的から患者の個別の目的に視野が広がることを期待する。ここは、患者の全体像把握と患者にとっての援助の意味の考察が行き来しながら、両方の視点が深まっていくように指導することが必要である。また、援助の目的に応じて、目標設定・実施計画（対象の安全・安楽・自立の視点から考える）を立案し、実施、評価するという看護のプロセスを学ぶ。そして、患者に援助していくことの楽しさ（喜び）や難しさを体験し、看護職として技術を習得していくことの責務を実感してほしいと考える。

実習目標4は、看護者と行動をともにし、チーム医療における看護の役割を理解する。患者に実施する看護活動に参加することで、看護者の行動や思考に、考えを巡らすように動機づけする。そのことが、チームにおける看護の役割を考える機会となりうる。同時に、看護師のモデルから、学生自身の社会性（連絡・報告・相談・言葉遣い・態度）や学習姿勢の振り返りができるように助言する。

基礎看護学1実習（後半）は、初めての病棟実習であり、初めて患者に看護を提供する場となる。臨地実習でしか経験できない対象との相互関係の中で、入学後学んできた既習の知識と実践の結びつきを再確認し、自身の看護実践の基礎的能力を見つめ、今後、各領域の看護学へ発展していくための土台づくりである。そのため、学生の体験（成功体験、失敗体験含め）を体験のままで終わらせず、今後につなげることが必要である。臨地実習後、基礎看護学1実習（後半）総括にて学びを共有し、さらに看護学原論Ⅰで看護実践のリフレクション、共通基本技術Ⅲ（フィジカルアセスメント）にて観察技術のリフレクションへとつなげ、講義と臨地実習とを往還させる。

発展目標は評価の対象ではないが、2年次の基礎看護学2実習に向けての準備として、また、2年次に開始する診断治療に伴う技術のイメージ化や興味・関心を喚起する目的で位置づけている（表2-3-4）。

### （4）指導観（どのように指導するか）

#### 1）臨地実習施設・実習指導者との調整

学校と臨地実習施設とは、事前に実習指導者会議などで、学校の方針・実習要項・実習指導要綱や実習学生の状況について、理解を得るように説明し、連携を図る努力は欠かせない。そのうえで、前日までに当該実習施設に実習担当教員が出向き、病棟師長および実習指導者と調整を図る。今回の実習要項および実習グループメンバーの特徴などを説明し、受け持ち患者の選定を行う。

**表 2-3-4　実習目標と到達目標**

| 実習目標 | 到達目標 | 学習の視点 |
|---|---|---|
| (1) 入院患者の身体的・心理的・社会的な変化が理解できる | ①患者の入院目的（病期、症状、治療）がわかる<br>②患者との関わりや観察技術を通して、現在の患者の身体的な状態がわかる<br>③患者との関わりを通して、現在の患者の精神（心理）、社会・文化的な状態がわかる<br>④患者との関わりを通して、現在の患者の生活上の変化がわかる<br>⑤患者理解のために人間関係技術を活用できる<br>⑥人間関係技術を活かして患者−看護師関係を進展させることができる<br>⑦①〜⑥の関連より、患者の全体像を述べることができる | ・看護の対象<br>・人間の成長発達<br>・人体の構造と機能<br>・病因と病変の特徴<br>・疾病理解の看護学的視点<br>・入院生活の心身・社会生活への影響<br>（人間の発達と適応、人間と社会）<br>・患者の権利、プライバシーの保護<br>・共通基本技術<br>（観察技術・フィジカルアセスメント、人間関係技術、プロセスレコード）<br>・論理的思考の基礎 |
| (2) 入院患者の環境調整ができる | ①安全・安楽・自立を促す視点から患者の療養環境をアセスメントできる<br>②安全・安楽の視点から患者の病床環境を整えることができる<br>③自立を促す視点から患者の病床環境を整えることができる | ・療養生活の環境<br>・病室・病床環境のアセスメント<br>・環境調整技術<br>（ベッド周囲の環境調整、ベッドメイキング、リネン交換）<br>・看護における安全<br>・スタンダード・プリコーション |
| (3) 日常生活の援助を通して、患者にとっての援助の意味を考察する | ①患者に実施されている生活援助の目的がわかる<br>②患者に実施されている生活援助の原理・原則をふまえて、援助に参加できる<br>③患者に実施されている生活援助の方法と根拠がわかる<br>④援助後の患者の反応を観察できる（S・Oデータで捉える）<br>⑤患者の反応から実施した援助を評価できる<br>⑥上記を通して、患者にとっての援助の意味を考察できる | ・日常生活援助の目的と目標<br>（期待する成果）<br>・生活支援技術と身体機能の関連<br>・原理原則の理解と応用<br>・看護における安全<br>・患者の反応（S・Oデータ）と評価<br>・科学的根拠に基づいた患者にとっての日常生活援助の意味 |
| (4) 看護者と行動をともにし、チーム医療における看護の役割を理解する | ①入院患者に対する看護活動の実際がわかる<br>②看護師の働きが入院患者に及ぼしている影響がわかる<br>③患者を取り巻く医療チームがわかる<br>④看護チームの一員として、患者の尊厳や患者を尊重した行動ができる<br>⑤看護の役割・機能という視点から、患者に実施されている看護活動を捉えることができる | ・看護の役割・機能<br>・看護職の倫理綱領<br>・入院患者に対する看護活動<br>・チーム活動の仲介・調整 |
| 発展目標<br>診断治療に伴う技術の場面を見学する | | ・呼吸循環を整える技術（酸素吸入療法、吸引など）<br>・褥瘡管理技術<br>・与薬の技術<br>・救命救急処置技術<br>・症状・生体機能管理技術（静脈血採血、簡易血糖測定など） |

## 2）　学生への実習前オリエンテーション

①基礎看護学実習目的・基礎看護学 1 実習（後半）の目的・実習目標を理解する（資料 2-3-1）

②実習展開（実習方法）がイメージできる（資料 2-3-2 のようなワークシートも効果的）

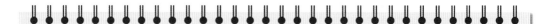

### 資料 2-3-1　具体的な学生への説明事項

◆今回の実習は、入院している患者の全体像〔身体的、精神（心理）、社会・文化的〕がわかることを目指します。特に、身体的な側面では、4月から学んできた知識を活用します。健康障害を持つ人の看護をするわけですから、健康障害の経過（病期）を捉える必要があります。今まで学習してきた科目（特に解剖生理学・疾病理解の看護学的視点）の見直し（資料の整理など）をしっかりしておきましょう。

◆実習で患者さんと関わるということは、看護（技術）を実践するということです。特に、人間関係技術（コミュニケーション）、観察技術（バイタルサイン、フィジカルアセスメント）、生活支援技術（環境調整、活動・休息、食事・排泄、清潔）を用います。患者さんに看護を実践できる準備は整っていますか。技術は反復練習で向上します。まずは、1つひとつの看護技術を学内で練習してください。また、患者さんへ看護技術を提供しようとするときは、必ず、患者さんの個々の状況の理解が重要です。基本技術の原理・原則の応用が臨床場面では求められます。技術練習するときは、患者設定をし原理・原則をどう変化させるか（根拠）を考えながら、実践してみてください。

◆実習要項でわからなかった言葉、例えば、相互理解、看護職としての姿勢、看護が果たすべき基本的責任、保健医療福祉、について、教科書（看護学原論など）や実習要項（看護職の倫理綱領）を読み、理解を深めてください。特に、看護職としての姿勢（看護が果たすべき基本的責任）については、看護職の倫理綱領1～16の項目について自身の行動を振り返ってみてください。卒業後、看護専門職者として引き受ける責任の範囲（社会的な責務）を理解したうえで、看護学生としての自分自身の行動を見つめ、今後の成長につなげていきましょう。

③実習記録の意義・目的・取り扱い(個人情報保護)および記入方法について理解する

④看護職の倫理綱領について確認する

⑤安全に関する報告（インシデント・アクシデント記載および状況分析含む）について理解する

⑥実習評価について理解する

⑦実習に臨む態度〔姿勢・服装・個人衛生・（報告・連絡・相談・確認）・SNS取り扱い・災害時の対応・事故時の対応など〕について、確認する

⑧実習施設概要(病院の理念と看護部方針・通学方法・更衣室・昼食など)について理解する

⑨事前学習計画を立案する（資料2-3-3）

⑩技術経験録の活用方法を確認する

⑪実習開始数日前に患者情報を説明する

⑫実習総括方法について理解する

テーマ:「実習を体験したうえで改めて考える患者に応じた日常生活の援助とは何か」

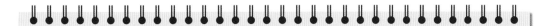

資料 2-3-2　ワークシート

### ◆ 1日目—病院・病棟オリエンテーションを受ける

> 病院・病棟オリエンテーションを受ける目的は？

> オリエンテーションを受けるときの留意点は？

### ◆ [例]—患者紹介：85 歳　男性　心房細動・心不全で入院（入院 10 日目）

> 患者さんを紹介してもらいました。患者さんへ挨拶をした後、患者さんとコミュニケーションを図るために訪室します。
> どのような話をしますか？（コミュニケーションの意図・内容は？）

### ◆ 2 日目〜5 日目

**—環境調整を実施する**

> 療養環境を調整するって、何を調整したらいいの？

**—バイタルサイン測定をする**

> バイタルサイン測定時何を観察すればいいの？
> 観察する理由は？

**—患者に応じた生活援助の見学・一部実施**

> 患者さんの 1 日の生活はどのように過ごされているのかな？（以前はどんな生活だったのかな？　生活上の変化が現れている理由は？）
>
> 実施されている生活援助は何かな？（なぜ、その援助が必要なの？　援助の目的は？）
>
> どうやって、援助をするといいの？（生活援助の原理・原則の理解と応用）

## 資料 2-3-3　事前学習計画用紙

### 基礎看護学 1 実習（後半）計画書

学籍番号　　　　　　　　　　氏名

実習場所：病院名

病棟

| 個人の目標（個人として努力すること） | グループの目標（グループとして努力すること） |
|---|---|
| | |

実習に向けて準備すること〔知識・技術・態度（健康状態含む）に関して考えよう〕

実習までの学習計画表

| 月/日 | 学内 | | | 学外 | 備考 |
|---|---|---|---|---|---|
| | 午前 | 午後 | 放課後 | | |

A．3 週間前＝個人目標・実習に向けて準備すること、学習計画を記載して実践する

B．2 週間前＝グループ目標・グループでの準備・学習計画を記載して実践する

C．オリエンテーション時に用紙を持参し、担当教員に渡す

---

### 学生の困りごとを解決する方法

　　ある看護学校で、前期実習終了時に学生に簡単な調査をしました。「実習で困ることはなんですか」というアンケートです。一番多かった回答は、【指導者・スタッフの対応】でした。具体的には、「相談・報告をしようと思って指導者・スタッフを探すが、忙しくされていて、いつ声をかけたらよいかに困る」ということでした。次に多かったのは、【ケア・処置など、することがないときには居場所がない】というものでした。学生は基本、1 人の患者さんを受け持ちますので、その人がおやすみになっていたら（自分は）どこにいればよいのだろう、という現場の生の声です。この 2 つの困りごとを解決する 1 つの方法は、マンツーマンの指導ではなく、学生のグループに「発問」や「課題」を投げかけ、しばらくグループで学習・討議させて、教員・実習指導者の手が空いたときに改めて学生の考えたことを聞いてあげるという方法です。これで一石二鳥になることがあります。　　　　　　　　　　　　　　　（池西）

## C　週単位の実習指導案（週案）、日々の実習指導案（日案）

　前節のように科目の実習指導案（臨地実習指導計画）がまとまったら、さらにより具体的に、週単位の実習指導案（週案）、さらに、日々の指導計画を示す実習指導案（日案）を書いていきます。2〜3週間の臨地実習では、①1週間ごとに目標を設定し、②どんな学習内容（項目）を学び、③どう指導するか（留意点を含む）といった切り口で週案を作り、それに基づきさらに日案を作成します。数日間の臨地実習の場合は、いきなり日案を作成します。

　日案については、特に、あまり詳細に記述しても、**想定通りには進められません**。そのため、一人の学生（Aさん）をイメージして、Aさんの日案を作成して、それを他の学生にも活用する、ということもあります。いずれにしてもそれが「臨床」という場の特殊性で、それを学ぶことが臨地実習の目標の1つなのですから、幅をもたせる書き方をし、一人の学生をイメージして、具体的な日案を作成するのもよいと思います。いずれにしても、実習指導案を作成して、目標や方向性を見失うことなく、目の前の学生に対応する、教員・実習指導者の力量が問われるところです。まったく計画性のないなかでのとまどいではありませんので「計画修正」という形で柔軟な対応をしていくことが教員・実習指導者としての経験知を積み重ねる秘訣だと思います。

　新任であれば、実習指導案に頼りがちになります。ベナーも初心者ではガイドラインが重要性をもつ、としていますので、これは大切な1つの段階だと思います。計画は立てておかないと修正はできず、次につながりません。書ける範囲で書いておくことの意味は大きいと考えます。

　資料2-3-4が前述した基礎看護学1（後半）実習目標ごとの日案の具体例です。この実習は5日間の実習ですので、週案を省略して、日案を作成します。日案は、日々の目標達成に向けて、資料2-1-3（73頁）のように、時系列で行動を明確にしたものもあります。この場合は学生のその日の行動計画により、一部修正が必要になる場合があります。また、資料2-3-4のようなその日の学習目標に沿って、学習内容、指導方法（指導上の留意点含む）を、詳しく記載する方法もあります。ですが、いずれの日案（時系列、目標ごと）でも、計画通りいかない臨地実習の特徴を踏まえ、臨機応変に修正して指導する必要があります（週案は、第1部2の資料1-2-2、14頁参照）。

## D　具体的な指導方法

### （1）看護場面の教材化について

　次に、実習目標に沿って、どんな場面を取り上げて「教材化」すると効果的な指

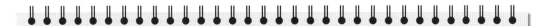

### 資料 2-3-4　日々の実習指導案（日案）

## （1日目）

①患者・家族にとっては、病院で実習する看護学生も、病院の一職員とみなす。そのことを踏まえて言動に注意する。挨拶や笑顔など、言語のみならず非言語的コミュニケーションにも責任をもつ。

②病院職員・医療チームおよび実習指導者からの指導・助言に真摯に対応する。

③実習開始の挨拶と実習目標を発表する。

④患者紹介および患者への臨地実習の説明と患者の同意を得る。

| 指導目標（学習目標） | 指導内容（学習内容）/カンファレンス | 指導上の留意点 |
|---|---|---|
| 1. 病棟の概要・特徴を知り、入院中の生活環境が理解できる | ・病棟の概要・特徴<br>・入院患者の生活環境<br>・情報収集<br>　・入院目的（病期・症状・治療）<br>　・生活への影響<br>　・精神（心理）・社会・文化的な反応 | ・病棟オリエンテーション時、学生が実習に向かう姿勢が整っているか把握する<br>　（体調、メモ、態度など）<br>・患者紹介については、日常生活状況の把握や実施されている援助とスケジュールについて理解できる内容とする |
| 2. 受け持ち患者と適切なコミュニケーションができる | ・コミュニケーションの基礎<br>　社交的コミュニケーション（挨拶、適切な言葉遣い、丁寧に患者に対応する、自分から進んで声をかける、身だしなみを整える）<br>　専門的コミュニケーション（意図的）<br>・プライバシーの保護<br>・患者の権利（自己紹介・実習同意確認） | ・科目「共通基本技術Ⅱ―コミュニケーション」におけるSP（模擬患者）演習・基礎（前半）実習について想起し、自己の課題を明確にしたうえで、受け持ち患者と接することができるように促す<br>・患者-学生間の関係を確認し、難しいようであれば教員がモデルを示す（モデリング）<br>・カンファレンスの準備性、司会、書記、メンバーの役割 |
| | カンファレンス<br>（例）<br>「患者とのコミュニケーションを振り返る」<br>・患者とのコミュニケーションで良かったこと、困ったこと<br><br>・カンファレンス終了後、課題確認<br>＊カンファレンスについての振り返り、および明日のカンファレンステーマについて | ・初日の出会いを学生がどのように感じているのかを把握する・明日、学生が患者と接することに困っていないか、困っている場合はグループで共有し解決していく<br>・言語・非言語的コミュニケーションを活用できているか<br>・社交的コミュニケーションから専門的コミュニケーションへ意識づける<br>・カンファレンスについて振り返り、明日につなげる<br>　カンファレンスは知的生産の場である<br>※意見をもって参加すること。共有すること<br>　問題解決できる場である<br>・明日のカンファレンステーマを決定する。実習要項を見ながら、何を学んでいくのかを明確にする |
| 事前学習<br>＊援助について<br>・環境調整（患者の環境を整えるとは何をどのように整えればよいのか考えてくる）<br>・バイタルサイン測定（患者のバイタルサイン測定は何を観察すればよいのか考えてくる）<br>・明日参加する援助内容（援助の目的・方法について考えてくる）<br>＊記録について<br>・本日の実習目標の振り返り<br>・明日の実習目標と行動計画<br>・体験シート（援助項目・目的・目標・留意点）<br>・体温表とフローシート（バイタルサイン測定をした場合） | | |

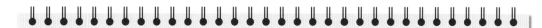

## （2日目）

①カルテを閲覧して、必要な情報を得る。

②病棟全体の申し送りを聴き、指導者から受け持ち患者の情報を得る。

③患者とのコミュニケーションを図り、患者理解につなげる。

| 指導目標（学習目標） | 指導内容（学習内容）/カンファレンス | 指導上の留意点 |
|---|---|---|
| 1. 入院している患者の環境整備ができる（基本的なベッドメイキングができる）（スタンダード・プリコーションに基づく手洗いが実施できる） | ・病室環境<br>・病床環境<br>・ベッド周囲の環境整備<br>・病床整備（ベッドメイキング、シーツ交換）<br>・療養環境のアセスメント<br>　─身体的に害を及ぼす要素<br>　─心理・社会的に害を及ぼす要素<br>　寝床環境─回復を促進するベッドとは<br>　空気・温度・湿度・採光・におい・色・音・プライバシー・その人にとっての環境とは… | ・受け持ち患者への挨拶<br>・実習目標、行動計画の確認<br>・環境調整について考えてきたことを学生に確認する<br>・初めての援助であるので指導者・教員とともに実施することができるよう調整する<br>・実施中・後に患者の療養環境について気づいたことを発問・助言し学生が患者の療養環境について理解できるように促す<br>・環境調整技術として、ベッドメイキングの確認<br>・患者の私物の取り扱い（看護職の倫理綱領）<br>・実施したことを通して、患者の安全、安楽・自立を考えた環境について考えるよう促す（患者にとっての環境をアセスメントする）（カンファレンスへつなげる）<br>・昨日のカンファレンスで学んだことを活用できているか確認する |
| 2. 患者と適切なコミュニケーションができる | ・コミュニケーションの基本<br>・患者と1日接する中で、この場面と思うコミュニケーションを見いだすことができる | ・患者─学生間の関係を確認し、困っている学生には一緒に対応し、自己のコミュニケーションについて一緒に振り返り、助言する<br>・プロセスレコードの「対象の言動」「学生の言動」「感じたこと」のみその場ですぐに記載しておくよう指導する |
| 3. 観察技術を通して、現在の身体的な状態がわかる（バイタルサインが正確に測定できる） | ・観察技術<br>　バイタルサイン測定<br>　フィジカルアセスメント | ・観察について、学生が考えてきた観察項目を確認する。不足している観察については指導者・教員と一緒に観察をする。そのうえで、観察する目的を見いだすよう促す<br>・観察技術について、バイタルサイン測定の確認 |
| 4. 患者に実施されている生活援助に参加できる | ・生活支援技術の一般的な目的<br>　生活支援技術と身体機能の関連<br>　原理原則の理解と応用<br>・患者の反応（S、Oデータ） | ・患者に実施されている援助に学生が参加できるよう調整する<br>・患者に行われている生活支援の一般的な目的を確認する<br>・援助に参加するときは、患者の反応や看護師の行動を観察するよう助言する<br>・援助実施時または後に、患者の反応が捉えられているか、適宜、発問・助言をする（S、Oデータの確認）<br>・看護師がどのように援助していたか発問・助言する。自分がイメージしていた援助と看護師の援助の違い。患者理解と患者にとっての生活支援へつなげる<br>・検査や治療の把握については、場面を通して助言する（食事場面では、治療食の内容を確認する） |

カンファレンス終了後、課題確認

＊3日目のカンファレンステーマの決定（安全体験報告書がよいが…）

＊記録について

・体験記録─本日実施した援助の実施内容・結果・評価をする

　価値ある学びは、本日の援助の「状況」をより良くするには看護者が何をどのようにすることが望ましいか？　また、それはなぜか？　そして、この「状況」で看護者として何が必要であるかを考える

・患者理解のための記録─本日から記載する

　患者との関わりや観察技術・日常生活の援助を通してわかってきた患者の身体的な状態を明確にする

　患者の入院目的と本日観察した症候（S、Oデータ）を捉え、その間の目に見えていない、人体の機能と構造⇔病因・病理学的変化を文献をもとに考える

・体温表とフローシート─2日目からは必ず実施したバイタルサイン測定の結果を記載する

・プロセスレコードについて

　プロセスレコードの書き方（特に分析・考察・振り返り方）について確認をする

＊安全体験報告書について（3日目のカンファレンステーマになる場合は必ず記載が必要である）

＊明日の援助について確認

＊明日の実習目標と行動計画について

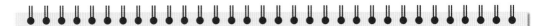

**（3日目）**

①コミュニケーション、観察技術を駆使して、必要な情報を得る。

②患者の状態を考慮した環境整備ができる。

③看護活動の実際の見学を通して、看護師の思考、行動を学ぶ。

| 指導目標（学習目標） | 指導内容（学習内容）／カンファレンス | 指導上の留意点 |
|---|---|---|
| 1．入院している患者の環境整備ができる（基本的なベッドメイキングができる）（安全・安楽・自立の視点から患者の病床環境を整えることができる）（スタンダード・プリコーションに基づく手洗いが実施できる） | ・療養環境のアセスメント<br>・ベッド周囲の環境整備<br>・病床整備（ベッドメイキング、シーツ交換） | ・実習目標、行動計画の確認<br>・昨日、カンファレンスで学んだことを活用できているか確認する<br>・患者の安全、安楽・自立を考えた環境調整ができているか<br>・環境調整技術として、ベッドメイキングの確認<br>・患者の私物の取り扱い（看護職の倫理綱領） |
| 2．患者と適切なコミュニケーションができる | ・コミュニケーションの基本<br>・コミュニケーションの評価 | ・プロセスレコードが記載できている学生については自己の課題を一緒に確認する<br>・プロセスレコードで振り返る場面を見いだせていない学生については助言をする |
| 3．観察技術を通して、現在の身体的な状態がわかる（バイタルサインが正確に測定できる） | ・観察技術<br>　バイタルサイン測定<br>　フィジカルアセスメント | ・観察について、学生が考えてきた観察項目を確認する。不足している観察については指導者・教員と一緒に観察をする。そのうえで、観察する目的を見いだすよう促す<br>・観察技術について、バイタルサイン測定の確認<br>・患者理解のための記録（科学的根拠）の整理ができているか確認し、必要時に口頭確認および助言をする |
| 4．日常生活の援助を通して、患者にとっての援助の意味を考える（原理・原則を踏まえて援助に参加する） | ・生活支援技術の一般的な目的<br>　生活支援技術と身体機能の関連<br>　原理原則の理解と応用<br>・患者の反応（S、Oデータ）<br>・入院生活の心身・社会生活への影響<br>・患者の権利、プライバシーの保護 | ・患者に行われている生活支援の一般的な目的を確認<br>・援助に参加するときは、患者の反応や看護師の行動を観察するよう助言する<br>・援助実施時または後に、患者の反応が捉えられているか、適宜、発問・助言をする（S、Oデータの確認）<br>・看護師がどのように援助していたか発問・助言する。自分がイメージしていた援助と看護師の援助の違い、患者理解と患者にとっての生活支援へつなげる<br>・検査や治療の把握については、場面を通して助言する（食事場面では、治療食の内容を確認する）<br>・援助の参加は見学から一部実施、実施へと変更していく。学生の状況を把握する |
| | カンファレンス<br>「安全体験報告書」<br>カンファレンス終了後、課題確認<br>＊4日目のカンファレンステーマについて<br>「受け持ち患者の援助を通して、患者にとっての援助の意味を考える」<br><br>＊患者理解のための記録（4日目には院内管理となる）<br>加筆したうえで、患者理解の統合を記載する<br>＊明日の援助の確認<br>＊明日の実習目標と行動計画について | ・患者や家族から情報が得られているか確認し、必要時、指導者と連携し、学生が患者の精神（心理）、社会・文化的な状態を捉えられるように調整する |
| カンファレンステーマ（例）<br>「安全に関する体験報告書に基づく事例検討」<br>カンファレンス終了後、課題確認<br>＊4日目のカンファレンステーマについて決定する。<br>「受け持ち患者の援助を通して、患者にとっての援助の意味を考える」<br>「患者理解のための記録」を用いてカンファレンスを実施する。<br>カンファレンスレジュメおよび資料の作成方法について確認をする。<br>＊患者理解シート（4日目には院内管理となる）<br>＊明日の援助の確認<br>＊明日の実習目標と行動計画について ||||

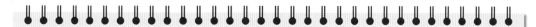

## （4・5日目）

①患者の全体像が把握できる。

②患者の個別な情報を活かした、生活支援技術の方法を考えることができる。

③患者の状態を考慮した環境整備ができる。

④看護活動の実際の見学を通して、看護師の思考、行動を学ぶ。

⑤患者にとっての日常生活の援助の意味について理解を深める。

| 指導目標（学習目標） | 指導内容（学習内容）/カンファレンス | 指導上の留意点 |
|---|---|---|
| 1. 入院している患者の環境整備ができる<br>（基本的なベッドメーキングができる）<br>（安全・安楽・自立の視点から患者の病床環境を整えることができる）<br>（スタンダード・プリコーションに基づく手洗いが実施できる） | ・療養環境のアセスメント<br>・ベッド周囲の環境整備<br>・病床整備（ベッドメーキング、シーツ交換） | ・実習目標、行動計画の確認<br>・患者の安全、安楽、自立を考えた環境調整ができているか<br>・環境調整技術として、ベッドメーキングの評価。患者の私物の取り扱い（看護者の倫理綱領） |
| 2. 患者と適切なコミュニケーションができる | ・コミュニケーションの基本<br>・コミュニケーションの評価 | ・プロセスレコードが記載できている学生については自己の課題を一緒に確認する<br>・自己の課題を実践できているか。また実践したうえで患者-学生関係に変化があったか発問し、助言する<br>・患者に実施されている援助に学生が参加できるよう調整する |
| 3. 観察技術を通して、現在の身体的な状態がわかる<br>（バイタルサインが正確に測定できる） | ・観察技術<br>　バイタルサイン測定<br>　フィジカルアセスメント | ・観察技術について、バイタルサイン測定の評価<br>・患者理解のための記録（科学的根拠）の整理ができているか確認し、必要時に口頭確認および助言をする |
| 4. 日常生活の援助を通して、患者にとっての援助の意味を考える<br>（原理・原則を踏まえて援助に参加する） | ・生活支援技術の一般的な目的<br>　生活支援技術と身体機能の関連<br>　原理原則の理解と応用<br>・患者の反応（S、Oデータ） | ・援助の参加は見学から一部実施、実施へと変更していく。学生の状況を把握する<br>・繰り返し実施している援助については、学生が1つでも、やり遂げることができるよう調整する<br>・患者にとっての援助の意味を理解したうえ実施する<br>・援助実施時または後に、患者の反応が捉えられているか適宜、発問・助言をする（S、Oデータの確認） |
| 5. 患者の精神（心理）、社会・文化的な状態を捉える | ・入院生活の心身・社会生活への影響<br>・患者の権利、プライバシーの保護 | ・患者や家族から情報が得られているか確認し、必要時、指導者と連携し、学生が患者の精神（心理）、社会・文化的な状態を捉えるように調整する |
| 6. チーム医療における看護の役割を理解する<br>＊発展目標<br>診断治療に伴う技術の見学ができる | ・看護の役割と機能<br>・看護者の倫理綱領<br>・入院患者に対する看護活動<br>・チーム活動の仲介・調整<br>・感染予防（滅菌操作など）<br>・与薬（注射・点滴の準備、患者への投与、点滴管理、内服薬管理など）<br>・検査・診察（各検査、医師の診察介助） | ・患者を取り巻く医療チームとして、どのような専門職者が関わっているか観察できるよう助言する<br>・指導者（臨床看護師）が医療チームの中でどのような活動をしているか観察するよう助言する。また、必要時、指導者に医療チームの一員としてどのようなことを考えながら実践しているのか話をしてもらう機会を設ける<br>・学生自身がチームの一員として患者を尊重した行動をしているかを観察し、必要時、看護職の倫理綱領を基に助言する<br>・学生の学びの進度に応じて、できるだけ診断治療に伴う技術が見学できるよう調整する |
| 7. カンファレンスを通して、患者理解を深める。また、全体像把握に向けて自己の課題が明確にできる | カンファレンステーマ<br>（4日目）（例）<br>「受け持ち患者の援助を通して、患者にとっての援助の意味を考える」<br>（5日目）（例）<br>「5日間を通して得た患者理解と実習の学び」 | 4日目のカンファレンスは、「患者理解のための記録」を用いて実施する<br>・患者の反応を捉え、その意味を考えられているか<br>・患者の全体像の把握に偏りがないか<br>・グループで共有することで、患者理解を進めるにあたっての自己の課題を明確にする<br>・カンファレンス前に発表準備をする |
| カンファレンス終了後、課題確認<br>（4日目）<br>＊最終（5日目）カンファレンスについて<br>＊記録の確認<br>　患者理解のための記録の加筆について | ＊明日の援助の確認<br>＊明日の実習目標と行動計画について<br>＊技術経験録について | （5日目）<br>＊記録の提出方法についての確認<br>＊基礎看護学実習総括について |

導ができるかを考えてみましょう。臨地実習も授業の1つの形態ですので、効果的な教材が提示できれば、学習成果は高くなります。場面の教材化は目の前の学生の実習場面を取り上げるのが効果的です。しかし、うまくそのような場面がなければ、用意した過去の先輩たちの場面を教材にして、カンファレンスなどで考えてみる、ということでもよいと思います。実習は一人ひとり違う患者の看護を行いますので、みんなで「場面」を共有して考える機会を作るのも効果的です。

　具体例を示します。介護老人保健施設での老年看護学実習で、2単位90時間の実習です。実習目標の1つに「老年期の特徴を理解し、高齢者の尊厳を守る援助を実践することができる」と挙げています。次の場面を「教材」にします。

**場面**

> 　看護学生Aさんは元教師のBさんを受け持った。Bさんは面会者も多く、面会者と明るく話をする姿がみられたのだが、学生Aさんは、そんなBさんがオムツを着用しているのが気になった。きっとはずかしい思いをされているだろう、何とかオムツが外せないかと考えた。そこで、時間排尿を促すことにした。

> ＜学生の考えた看護目標＞
> ○日中、オムツをとってトイレでの排泄ができ、面会者と楽しく会話ができる。

　Bさんもがんばって学生の立てた計画に応えてくれて、3日目には、日中はオムツを外すことができた。しかし、次第にBさんから笑顔は消え、あまり部屋から出なくなった。この様子をみて、学生Aさんはとまどっている。

　この看護場面は、実習目標「高齢者の思い、尊厳」について考えてもらう「教材」になると考えました。その日のカンファレンステーマ「高齢者の気もち、尊厳について考えよう」として、グループで考えてもらうのも1つの方法です。
　他にも、学生Aさんに「発問」するという方法もあります。以下のようです。

教員の発問：「実習目標に戻って、考えてみると、どうでしょう？」
　⇒発問の意図：オムツを外すという変化に適応しにくいという老年期の特徴や多くの要素が統合されたQOLの向上を考え、老年期にある人への尊厳を守る関わりを学ぶための実習であることに立ち戻ってほしい。
学生の回答：「老年期の理解です」
教員の発問：「では、老年期の特徴ってなんでしたか？」
学生の回答：「老年期は、適応力の低下のため、環境の変化に対応できず不安定になり、うつ状態を呈することがある。老年期の発達課題は、統合対絶望です」
教員の発問：「そうでしたね。何か、気づきませんか？」

このように発問を重ねるなかで、実習目標に近づいていきます。
　では、どんな場面が教材になるか、第1部の復習ですが、確認します。

① 　実習目標で期待すること
② 　これが看護だと伝えたいこと
③ 　学生が困っていること

　この3つをいつも頭に描いておくことです。この教材も、③学生Aさんはとまどっているということに注目し、①老年期の理解という実習目標に戻り、教材化しました。そして、「発問」という指導技術を使って、②看護について考えてもらうように導いていきます。学生が看護目標を達成するための看護場面を切り取って、実習（学習）目標の到達に導くための教材にする。そして、それをどう指導し、対象に応じた看護につなげるか、最初は難しいかもしれませんが、各自が学生の看護場面を出し合い検討することをお勧めしたいと思います。
　そして、学生が実習目標を到達できるように、学生にあった効果的な指導方法を見いだすための視点を紹介します。以下の4点を意識して、実習場面を振り返ってみると、効果的な発問や指導方法を見いだすことができます。

① 　学生の直接的経験（学生が経験したこととその思い）を推測する
② 　学生の強みを大切にする
③ 　教員は、学生に何を学んでほしかったのか、実習目標に戻って明確にする
④ 　実習目標到達に向けて、教員がどう関わればよいのかを考える（グループで話し合うのもよい）

　それでは、効果的な指導方法を考えるために、今度は教員が指導に困った場面で具体的に考えてみましょう（資料2-3-5）。
　そこで、前述の視点で振り返って、指導方法を考えることにしました（資料2-3-6）。
　学生には、患者の立場に立つよう指導しますが、私たち教員も学生の立場に立って考えることも大切です。

## (2) リフレクション

　リフレクションについて、東は、「自己の実践を振り返り、実践に潜む価値や意味を見いだし、それを次の実践に生かすことにより、さらに意図的な実践を行うことができる」[1]と述べています。実践の場で複雑な問題に対応できる思考や能力を育成するためのスキルとして身につけたい学習方法です。また、田村によると「リフレクションは、経験によって引き起こされた気にかかる問題に対する内的な吟味および探求の過程であり、自己に対する意味づけを行ったり、意味を明らかにするものであり、結果として概念的な見方に対する変化をもたらすものである」[2]と定義しています。そして、「実践を記述・描写・分析・評価するために、実践からの学習の情

> 　実習初日。受け持ち患者決定後、他のメンバーに聞きながら、電子カルテから情報収集を行う。意図的な情報収集ができていない印象。なかなかベッドサイドに行けず。促すと短時間であるが、患者とコミュニケーションが取れる。
> 　バイタルサイン測定の見学を予定に挙げていたが、疾患から考えられる観察項目が考えられていなかった。なぜ、観察項目を勉強していないのだろう？と、思った。そこで、疾患の勉強をし、観察項目を考えてくるように促し、翌日の実習につなげた。

翌日の指導の場面（指導に困った場面の実際〜プロセスレコードにして〜）

| 学生の言動 | 教員の考え・思い | 教員の言動 |
|---|---|---|
| | | 1)「昨日言っていた、観察項目はどうなりました？」 |
| 2) 教員の質問に対する返事はなく、検温の実施前に再度確認すると、観察項目が考えられていなかった。 | 3) 昨日もあんなに言ったのに、なぜだろう。とにかく、実施していく中で、患者に関心を持ってもらいたい。まずは患者さんのそばに行くのが一番。観察項目は、一緒に考えよう。 | 4) 観察項目を一緒に確認することで、必要な観察項目は明確にできた。 |
| 5) その後、検温に行き、バイタルサイン測定を実施する。しかし、必要な観察項目は確認せずにベッドサイドを去る。 | 6) なぜ、バイタルサイン測定だけなの？ | 7)「なぜ観察項目に挙げたことを観察しなかったのか？」と、聞いた。 |
| 8)「何を観察するのか忘れました。メモに書き留めていません」と答えた。 | 9) どういうこと？　わからない。 | 10) 再度、観察項目を確かめてから、同行してベッドサイドに行き、観察をする。 |

**教員の振り返り**

　前日に、観察項目を考えてくるように指導したにもかかわらず、学生はやってこなかった。そして、一緒に考えても、書き留めていなかったためか観察はできなかった。教員の指示や教員主導で一緒に考えても、実施できず、学生は変化しなかった。主体的に行動するには、患者への関心を高め、自ら行動に移す必要がある。学生が主体的にならない限り、同じ指導を繰り返しても効果はない。

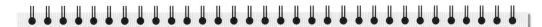

### 資料2-3-6 ［資料2-3-5］指導方法を考える

#### 1. 学生の直接的経験（学生が経験したこととその思い）の推測

| |
|---|
| ①昨夜は別のことに気を取られ、言われていたのに忘れてしまった。 |
| ②バイタルサインの測定で必死だ。こんなに高齢だと測りにくいことがわかった。 |
| ③先生は、私のことをどう思っているのだろう。やる気がないと見られているのかも。 |
| ④腰痛があると情報にあったが、どう患者に聞いてよいのかわからない。 |
| ⑤患者は痛みのせいか、顔が険しくて、話しにくい。 |
| ⑥先生が見ている、緊張する。 |
| ⑦バイタルサインだけ測ればいいのでは……。 |

#### 2. 学生の強みを大切にする

| |
|---|
| ①バイタルサインは測定できる。 |
| ②素直に自分のミスを表現できる。 |
| ③教員が一緒に関わると、その指導に応えることができる。 |
| ④コミュニケーションは苦手だが、患者と関わろうとする。 |
| ⑤他のメンバーに聞くことができる。 |
| ⑥知識不足はあるものの、やろうとする意欲はあるかも。 |

#### 3. 教員は学生に何を学んでほしかったのかを、実習目標に戻り明確にする
[学習可能内容]

| |
|---|
| ①患者に関心を持ってもらいたい。 |
| ②実習目標を到達してもらいたい。 |
| ③必要な観察項目がわかり、情報収集する技術を学んでもらいたい。 |
| ④観察項目を出すまでのプロセスを理解してもらいたい。 |
| ⑤観察したデータをもとに援助について考えてほしい。 |

#### 4. 実習目標到達に向けて、教員がどう関わればよいのかを考える
[教授-学習活動]

| |
|---|
| ①ベッドサイドに行く前に、教員を患者に見立てて、一連の流れをやってもらう。 |
| ②全てをわかってもらうことは難しいように思うので、さまざまな例を示して、1つだけでも学生が考える観察を実施してもらう。 |
| ③学生が患者と関わるときに、注意している点、気をつけている点は何かを問いかけ学生の意図を知り、そのプロセスの中でできていることを褒める。 |
| ④患者を学生がどのように捉えているか、そのために何をしたいか問う。そして、そのケアに向けて観察が重要であることがつながるように支援する。 |
| ⑤グループ全体で、この学生の受け持ち患者に必要な観察を考える場を作る。 |
| ⑥バイタルサイン以外にあなたは何を見てきたの？ と発問する。 |

　「この学生が対象に応じた看護をするには、教員はどう関わればよかったのだろう？」という問いに対して、上記の6つの方向が考えられた。そのうちの⑥について具体的に考える。プロセスレコード10）の発問を変えて「ベッドサイドに行って、バイタルサイン以外に、貴方が見てきたことは何ですか？」と問う。観察以外に、患者の何を見たかにより、患者に関心が向いたり、学生の世界に教員が関心をもった

報を得るために、実践の経験を振り返り吟味するプロセスである」とも述べています[2]。

　日々の学生との対話のなかで行われるリフレクションも重要ですが、いったん学生に考えることを促し、リフレクションシートに言語化し、客観視することが新たな価値を創造することにつながることが多いといえます。

### （3）リフレクションシートの書き方

　ギブス（Gibbs G）のリフレクティブ・サイクル[1]を参考に作成したリフレクションシート（資料 2-3-7）に、実習終了後記入します。シートには 5 つの構成要素があります。

①描写：看護倫理・看護技術のテーマで印象に残る看護場面をありのままに状況描写する。

②感情：そのとき自分が感じたこと、喜び・不快・恐怖・悲しみなどを振り返り、そのままを記述する。

③評価：その場面はよかったのか、問題なのか、評価する。

④分析：よかったところは何がよかったか、問題であれば何が問題でそうなったのか、分析する。分析の視点は、これまでの既習の知識にとどまらず、文献探索を行う、他者の意見を取り入れるなど、視野を広げる取り組みを行う。この場合、看護職の倫理綱領や看護技術の根拠、解剖生理学などに立ち戻り考える。

⑤総合：さらによくするために、あるいは問題解決するために、どうすればよいか。1 つは、抽象化や普遍化、一般化を行い、同様の状況に至ったときに参考となる考えであり、もう 1 つは、具体的に、では、この状況でどうするのかという、具体的なアクション・プランを立てる。

### （4）さまざまなリフレクションとその指導

　1 年次、基礎看護学 1 実習（後半）が終了後、その実習のリフレクションを看護学原論 I の授業において行います。実習前に「看護倫理を全うする」「良い看護を実践する」というテーマでリフレクションシートの記入を促しておき、実習後の授業で、各自が行ったリフレクションをグループメンバーに公開し、その内容を吟味・共有

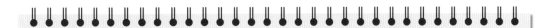

資料 2-3-7　リフレクションシート

| 上記のテーマで印象に残る看護場面を状況描写する（ありのまま）・どんな状況で起こったか・どんなことが起きたか・そのときの自分の行動など | そのとき自分が感じたこと |
|---|---|
| 評価—その場面はよかったのか、問題なのか | 分析—よかったところは何がよかったか問題であれば何が問題でそうなったか |
| 総合—さらによくするために、あるいは問題の解決のために、どうすればよいか | |

する場面を設けます。その中で、最も関心が高く、グループ全員が明らかにしたい問題状況があるテーマを選択し、グループで考察をし、クラス発表します。参加教員およびクラスのメンバーと意見交換します。臨地実習での学びを価値付けていくための臨床と学校を往還する重要な取り組みです。資料 2-3-8 にその一部を紹介します。

　状況を認識し、問題意識から意味を抽出したり、その意識を学びに転化したりするには、リフレクションの構成要素である①問題状況の原因探究のための対話、②問題意識の本質を探究するための対話、③採るべき行動を検討するための対話、④自己評価の明確化のための対話が、専門職者としての責務であることを常日頃から伝えておくことが大切です。これらの視点での自問自答、グループディスカッション、また、文献検討を行うことによって、学びをより価値あるものに転化できると考えます。しかし、学生同士のディスカッションには限界があり、実習指導者・教員の指導は欠かせません。

### （5）リフレクションの指導のポイント

　学生自身のリフレクション、教員・実習指導者との対話、グループでのリフレクションを通して、学生は価値ある学びを抽出することができています。その学びは、教員にとっても発見であり新たな概念に触れる意義ある機会となっています。教員はその機会を通して、学生の学びを一般化や普遍化する手助けを行い、または、知識の定着や学びを強化する働きかけを行い、そこから具体的な行動の指針や今後の課題を導くことができるよう関わるのです。

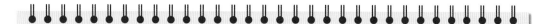

## 資料 2-3-8　学生リフレクション

### 患者さんの「大丈夫」の意味

　下半身完全麻痺のある患者に「大丈夫ですか？」と声をかけたら、「大丈夫」と返答があった。しかし、実際は下肢がクッションの下敷きになっており、指導者の助言からSデータ（主観的観察）とOデータ（客観的観察）の両方から判断することを学んでいる。そして、学生個人のリフレクションは、「なぜ、気づけなかったのか？」と、自己反省に近いものであった。しかし、ディスカッションでは、患者は「なぜ、大丈夫と言ったのか？」という問いに変化していた。患者は看護師に遠慮しているのか、または、自分の身体と心が分離している状態なのかなど、観察技術としての振り返りのみならず、患者理解につながる問題提起に発展させることができている。

### 説明責任

　看護行為の目的・方法について患者に同意を得てすすめたが、同じ看護行為に対して、患者から、その目的について再度、問いかけられたことをきっかけに、すべての看護行為の前には、その行為の目的と方法の説明が必要と学んでいる。しかし、この学びでとどまっていたのでは、次にも同様の行為が引き起こされる可能性がある。たとえば、自立的な成人の患者では、何度も同じことを言わないでほしいと苦情があるかもしれない。説明には患者の納得が得られる、患者に応じた方法が実践されるという、説明責任について学ぶことが重要である。

　これらのリフレクションの指導を通してわかったことは、状況を認識する、状況への問題意識を持つに至るのには、①学生がよい看護をしたいという向上心があること、②患者の反応から気づくことができること、③実習指導者や教員（時には仲間）の助言があることの3つです。①と②については、学生に大いに期待したいところです。③については、以下の4つの視点を意識して、指導すると効果があると思います。1）学生が気づいていない情報を伝える、2）学生が満足してしまっていることに問いを投げかける、3）状況に気づいてもらうために、教員・実習指導者が焦点をあてて待つ姿勢を示す、4）教員・実習指導者がモデルを示す、などです。

　また、状況から取り出された価値ある学びについて、それを、より深めるには、いくつかの指導上のキーワードが見いだされました。①生活的概念を科学的概念に転化する、②専門職としての倫理・責任について言及する、③対象理解は部分から全体へ視野を広げる、④看護の目的・定義に戻り、改めて看護を考える、⑤技術については、再度、その技術の根拠を確認する、⑥対象の個別性に応じた技術を提供する、⑦自己の傾向性を意識する、⑧感性を培う、などでした。

　本来、どのような状況にも意味や価値は存在していると思いますが、リフレクションのテーマを設け、いったん立ち止まってみるという行為がないと、実践を意味あ

るものとして捉えることができにくいといえます。何気なく通りすぎてしまいやすい体験を意識づけるには、「あれは何だったのか」「どうしてそのようなことが起きたのか」など、日々の実践を大切にすることを動機づけることが重要です。

重要な事項を再掲すると下記が挙げられます。

- 初期の段階では、テーマを設け状況認識や状況への問題意識を喚起する。
- リフレクションの構成要素に基づき対話する。
- 「あれは何だったのか」「どうしてそのようなことが起きたのか」など、日々の実践をリフレクションすることを動機づける。
- 学習ニーズの明確化や専門職としての成長につながるための指導・助言が重要である。

## （6）カンファレンス

カンファレンスは、早くから看護の現場において、チーム内の意志決定を図る目的で導入され、看護の質向上につながるカンファレンスのあり方も検討されてきました。それに習い、看護学教育においても教育方法の1つとして早くから導入されています。ですが、学生にとっては毎日の、あるいは定期的に決まったカンファレンスのテーマを見つけるのに頭を悩ませたり、うまく集団討議にならず一人が発表したら質疑も意見交換もなく、指導者のコメントを待つような、決して効果的とはいえなかったりする実情もみられます。川島（嶋）みどりら[5]は、学生のカンファレンスの基本として、①何のためのカンファレンスか、ねらいを明確にする、②テーマ（課題）を絞り込む（できるだけ具体性のあるものがよい）、③どんな準備をするのかを明確にし、周到に準備する、④各自が参加の仕方を考えて、全員が参加する、という4点を挙げています[5]。

現在、よく活用されるリフレクションとの対比でその意味を整理したのが表2-3-5です。経験のリフレクションの意義は間違いなく大きいのですが、仲間とともに1つのテーマについて、討議することで、看護の質の向上を目指し、自分の看護実践の課題を確認するのには欠かせない教育方法であると思います。

資料2-3-9、10に筆者の学校で活用しているカンファレンスのレジュメと手引きを紹介します。**準備を周到に行うこと**が肝要です。そして、できるだけ具体性のあるテーマを設定することも大切でしょう。同時に、集団で討議することにその意義

表2-3-5　用語の使い分け

| | カンファレンス | リフレクション |
|---|---|---|
| 言葉の意味 | 会議・協議・討議・相談 | 内省・省察・反省 |
| 主たる目的 | 対象の問題解決のために、どうすべきかを考える | 実践の経験を振り返り、吟味し、意味づけを行う |
| 展開 | 小集団で行う、時には多職種で行うことも有意義 | 1人でも可能、小集団でも可能 |

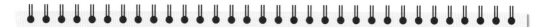

## 資料 2-3-9　カンファレンスの手引き

**目的**

よりよい看護実践に向けて、仲間と討議することで、実習の充実を図るとともに、実習意欲を高めることに役立てる。

**目標**

①看護展開のなかで、看護上の問題を見つけ出す能力を養い、その問題点を解決していくために討議する。

②討議することにより、グループの学習の方向性と各自の学習を知る機会とし、お互いの学びを共有する場とする。

③この場を活用して、自分の意見をまとめて、正しく相手に伝える訓練、また相手の話をよく聞く態度を養う。

**カンファレンスの持ち方、進め方**

・毎日 1 回 30 分程度で行う。

・テーマを決め、指導者・スタッフおよび担当教員を交えて行う。

・当日朝、レジュメを指導者および担当教員に提出する。

・会場準備をする。

・役割を認識し、行動する。

・討議内容を記録し、担当教員に提出する。

**各役割について**

**［司会者の役割］**

①メンバーに全能力を発揮させる。

②チームの一員であることを自覚する。

③討議の前に座席・資料などの準備に気を配り、予定の時間に開会・閉会できるように努める。

④討議のはじめに集団のまとまりを作り、討議の方向づけをする。

⑤討議の中で意見が不確かなときは調整し、意味を明確にするために助力し、全員の理解を一致させ継続する。

⑥意見の対立があったときは、相違点を明確にし、処理するように努める。例えば、表現の違いによる誤解や、意見の根拠となっている事実の認識の相違など。

⑦討議が行きづまった時は、記録係の助力を得て討議がどう進んできたかを振り返ってみる。また、それまでとは別の角度から考えてみることを提案する。

⑧討議の終わりに、討議内容の要約を確認する。

**［記録者の役割］**

①発言の要点をメモし、司会者の求めに応じて発表できるように整理していく。

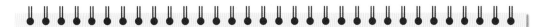

②不明瞭な言葉があったり、討議の方向がわからなくなったときには、司会者に
尋ね、確かめることにより討議の進行に協力する。

③所定用紙に記録する。

[メンバーの役割]

①テーマについてあらかじめ予備知識を持って臨む。

②チーム全体を配慮し、協力し、自主性を持って臨む。

③お互いに思いやりを持って助け合う。

④発言内容は具体的に簡潔明瞭に行う。

段階的学習について

①基礎看護学1実習（前半）では、目標②③についてメンバーの役割を中心に学
習する。司会、テーマ設定は教員が行う。

②基礎看護学1実習（後半）では、司会・メンバーの役割を学習する。テーマは、
教員と協議のうえ決定し、司会は学生が行う。

実習期間中に1回は、テーマの設定、司会ともに学生が自主運営する。

---

### 資料 2-3-10　カンファレンスレジュメ（例）

---

1. 日時：　　　月　　　日（　）　　　　　時　　　分～　　　時　　　分
2. 場所：
3. 司会：　　　　　　　　　　　　　　書記：
4. テーマ・対象との関わりを通して学んだこと
   - ・看護上の問題を解決するうえで、援助の方向性についての検討
   - ・対象の全体像把握、個別的関わりに関する検討など
5. テーマの提案理由
6. 進め方（タイムスケジュール）
   (1) テーマに沿って学生の発表　　　　　　　　　　　分
   (2) 学生間の質疑応答分
   (3) 実習指導者・教員からの助言　　　　　　　　　分
   (4) まとめ　　　　　　　　　　　　　　　　　　　分
   (5) 謝辞　　　　　　　　　　　　　　　　　　　　分
7. その他
   - ・学生の発表順番

以上の方法でカンファレンスを実施していきたいと思います。よろしくお願いいたします。

### 「なぜ、患者は嘘をついたのだろう」

　印象に残ったカンファレンスの一場面です。すべて学生が運営し、結論を導き出したプロセスを紹介します。

**［事例］**

　脳幹脳炎を1年前に発症し、両手指に強い痛みがあり、障害を受容しきれていない70歳代の男性である。ADLはほぼ自立している。更衣については、患者本人から介助が必要と言われたため、できるところまで自分でしてもらい、残りを学生が介助した。

　リハビリテーションの見学時、OT（作業療法士）に介助の話をすると、「介助はいらないはず」と言われ、患者に聞くと、「本当はできるけど、すごくしんどいし、時間がかかる。騙そうと思ったわけではない。ごめんな」と言われた。

**［カンファレンステーマ］**「なぜ、患者は嘘をついたのだろう。今後の対応を考える」

意見1. 学生ということで、何でもしてくれると思い、甘えたのではないか。

意見2. 以前の学生も更衣を手伝っていたので、学生は手伝うものと認識していたのでは。

意見3. リハビリテーション過程で見られる、防衛機制の退行では。

意見4. 更衣は、ADL動作で最も疲れる動作なのでは。

意見5. 更衣に対する意欲が低下していたのでは。

**患者理解**：さまざまな意見が出る中で、患者理解が深まっていった。変化の少ない入院生活において、更衣の必要性は低下し、更衣動作は痛みや疲労につながり、学生に甘えたのではないか。

**今後の対応**：まず学生はADL状況を正しく把握する。過介助になっては患者の自立を妨げる。痛みや疲労は意欲低下につながるため、活動と休息のバランスを取りながら行う。そして依存や退行に対して、一時的には受け入れながら、本来の障害受容に向けて自立を支援する。
　　　　　　　　　　　　　　　　　　　　　　　　　　　　　　　（石束）

があるわけですので、決まった形、例えば、1人ずつ順番に発表する、などということでなく、1人がテーマの趣旨を説明したら、バズセッションや協同学習の手法（シンク＝ペア＝シェアやラウンド＝ロビンの手法など[6]）を積極的に取り入れて、自分の成果発表の場のみで終わらず、集団思考の場にしていく必要があると思います。参加して得られるものがあれば、学生も参加が楽しみになるはずです。そのしかけをつくる必要があります。

### （7）プロセスレコード

　プロセスレコードとは「ナーシング・プロセスレコード」の略で、対人関係のプロセスを記録する様式として、1953年にペプロウ（Peplau HE）によって初めて看護界に紹介されました。具体的には、①専門職としての基本的な応答能力を身につける、②患者援助の技術を高める一方法として活用されています。

　これまでの筆者の経験から獲得したプロセスレコードの意義や効果的な指導方法について、以下に記します。具体例は資料2-3-11に示します。

### 1） プロセスレコードを実習に用いる目的

・言語的コミュニケーションについての理解を深める。
・非言語的コミュニケーションについての理解を深める。
・相互作用を分析する技能を高める。
・自己の傾向性に気づくことができる。

### 2） プロセスレコードの書き方

　プロセスレコードを正確に記入することが大切です。しかし、選択的な聴き方をしたり、忘れてしまったりなど、この方法には限界があることを認識しておきましょう。

### 3） プロセスレコードの指導

〈書き方についての丁寧な指導〉

　・場面に意図があるか？　取り上げた理由が具体的か？　分析・考察の判断根拠が明確か？
　・全体的な会話の流れや言動に移す判断・代案の妥当性などに関する確認を行う。
　・学生は、閉じられた質問から入ることが多く、質問法について（クローズド・オープンの使い分け、してはいけない質問など）の指導をする。
　・非言語的コミュニケーションの観察不足や学生自身の表情・動作への指導をする。
　・良いところを◎などで誉める。肯定的フィードバックを行う。
　・コメントを赤ペンでできるだけ学生の記録に入れる。これは、学生の動機づけとして効果的である。青ペンで、返答することを学生に指導する。

〈面接指導の効果〉

　1回目の状況の確認と、学生が現在の人間関係技術で悩んでいること、困っていることがないかの面接指導を行う。できれば、学生自身が自己を見つめることができるように関わる。役割や立場を決めて、教員と学生がロールプレイングするとわかりやすい。しかし、学生が素直に感情を表出できる安心感のある関係性・マイナスの助言や指摘を受けても学生が素直に受け入れられる関係性の構築がベースに必要である。

〈理論的根拠〉

　マイクロカウンセリングの効果的コミュニケーション技法（治療的人間関係技術）との関連づけを行う。有効な関わりであることを、理論づけ、その意味を教えることが重要である。また、感情的にも患者の喜びや悲しみを代弁する形で学生の感性に訴えるのも効果的な指導法である。

## 資料2-3-11　プロセスレコードの具体例

### プロセスレコード　実習第（　　）日　氏名（　　　　　　　　　）

| 場面と意図 | 取り上げた理由 |
|---|---|
| 場面：ただ、場所を書くのではなく、いつ、どんな場所で、どのような対象なのかまで具体的に書く<br>意図：『どう、関わろうとしたのか』という、関わりの目的を書く | 意図が達成できるために今回の場面でどのように関わったのか？　一日中、対象と接していたのに、特にこの場面と思った理由は何か？<br>①効果的な働きかけであったか<br>②対象との関わりの中での疑問やズレ<br>③対象の本当のニードは何か　　etc |

| 対象の言動 | 感じたこと考えたこと | 学生の言動 | 分析・考察 |
|---|---|---|---|
| (1) ありのまま<br>(2) 正確に<br>(3) 判断を入れない<br>(4) 1つ1つの会話を書く<br>　①『……』<br>　　括弧でくくる<br>(5) 態度・表情・動作・声の調子・皮膚の状態などの非言語的コミュニケーションを必ず書く | (1) 思ったこと・感じたこと・考えたことを時間をかけないで書く<br>(2) 自己の感情を明確にする<br>(3) 思い・感じたことの経緯や、根拠となるものを書く<br>(4) 学生の言動の根拠となるような判断を明確にする | 対象の言動に準ずる | (1) コミュニケーションの振り返り<br>　①対象の気持ちを受け入れることができたか（受容）<br>　②対象の話に耳を傾けることができたか（傾聴）<br>　③対象の自己表現を妨げていないか<br>　④対象を落胆・不安に陥らせていないか<br>　⑤対象の立場を受け入れ、対象の立場で考え、対象の直面している問題を理解しようとしているか（共感）<br>　⑥対象にどのような態度であったか<br>　　・評価的　・解釈的　・調査的<br>　　・支持的　・理解的態度<br>※挨拶・敬語・看護実践上のルール<br>(2) 対象の理解<br>　①学生の言動が対象との関係にどのような影響を与えたか<br>　②対象の言動の意味を自己流に解釈してしまい、安易に判断していないか<br>　③自己流に判断したことを、対象に押し付けていないか<br>　④学生の感情や気もちと、学生の言動が一致しているか<br>　⑤対象との関わりを通して、自分を意識し自分に関心を持ち、新たな自己を発見できたか |

※対象の言動・感じたこと考えたこと・学生の言動は記憶が鮮明なうちに、患者のもとを離れたときにメモしておくとよい

振り返り方
(1) 場面をイメージする
(2) 取り上げた理由を理解する
(3) 番号順に最後まで読む（会話の流れに違和感はないか）
(4) 学生の言動が対象の行動に対する反応となっているか
(5) 学生の反応と学生の行動が一致しているか
(6) 対象の言動と学生の反応が一致しているか
(7) 対象の言動だけ、最後まで読み取り、対象は何が言いたかったのか考える
(8) 学生の言動だけ、最後まで読み取り、どのような傾向性がありそうか考える
(9) 取り上げた理由に戻り考察する
(10) 望ましい言動の代案を書く
※対象の状況に照らす（発達段階・病気の種類・病期などの特徴）

| 取り上げた理由に戻っての考察 | 助言 |
|---|---|
| 分析・考察で出てきた内容を根拠にして書く | ※指導者・教員が記載する欄です |

※　原則、2者（対象と学生）関係を振り返って下さい。

### プロセスレコード　実習第（　2　）日　氏名（　　　　　　　　　）

| 場面 | 取り上げた理由 |
|---|---|
| シャワー浴介助が終わって、髪が濡れたままだと風邪を引くと思い、負担がかからないように早くドライヤーをかけ、気持ちよく感じてもらいたかった。 | 乾かしている最中、何度も「ごめんなさい」と言われたので、その理由を振り返って考え、ドライヤーをしている時の患者様の気持ちを考えてみて、本当にドライヤーをかけても良かったのか知る。 |

| 対象の言動 | 感じたこと考えたこと | 学生の言動 | 分析・考察 |
|---|---|---|---|
| | ①（ドライヤーが置いてあることに気づき）風邪をひかないように髪を乾かさないと。 | ②「ドライヤーで髪を乾かしますね」 | |
| ③「いいよ、乾かさなくても」<br>申し訳なさそうな口調と表情 | ④遠慮しているのかな。 | ⑤「ちゃんと乾かさないと、風邪ひいてしまうのでね……」と患者様の後ろから小さな声で。 | ④で③の言葉の意味を、遠慮しているのかなと思い込んでしまって、患者様がなぜ、③を言ったのか、十分に気持ちを考えられていない。 |
| ⑥「……」 | ⑦熱くないように気をつけて乾かさなければ。 | ⑧「熱くないですか？」ドライヤーをかけながら。 | ⑤のとき、患者様の表情も見ずに、後ろから小さな声で言ったので、何を言ったのか、きちんと聞こえていなかったかもしれない。 |
| ⑨「はい。熱くないです」 | ⑩良かった。とろとろしていたら、患者さん、つらいだろうから早くしないと。 | ⑪「……」無言で。 | ⑩〜⑰<br>患者様に負担をかけないようにと考えていたので、⑫⑮を言った患者様の気持ちを勝手に「遠慮」と思い込んでしまい、なぜ、そのように言われたのか考えられていない。 |
| ⑫「ごめんなさい」<br>申し訳なさそうに。 | ⑬遠慮しているんだな。 | ⑭「いいえ…。もう少し乾いていないところがありますね」ドライヤーをかけながら、小さな声で。 | |
| ⑮「…ごめんなさい」<br>申し訳なさそうに。 | ⑯そんなに謝らなくていいのに。 | ⑰「……」 | |

| 取り上げた理由に戻っての考察 | 助言 |
|---|---|
| 髪が濡れたままだと、気もち悪く、風邪をひくかもしれないと思い、ドライヤーをかけることで、爽快な気分になって頂けるであろうと思った。<br>が、この患者様の場合、いつも髪をドライヤーで乾かす人だったのか、ドライヤーが嫌いな方だったのかもしれないと考え、事前に「ドライヤーはいつもかけられてますか？」と尋ねるべきだった。 | 「ごめんなさい」と繰り返す、患者様の言葉を考えてみたのですね。そして、「遠慮」と思い込んでしまった自分について振り返り、断られた、そのときに尋ねるべきであったとの考察ですね。<br>また、髪を乾かすことの必要性を患者様にどのように理解していただくかが重要ですね。そして、患者様に伝えるときは、目的を意図すれば、相手がわかるように話すことが必要で、また、患者様がどのように受け止めたかの反応の確認も大切ですね。 |

〈心理的支え〉

　患者−学生の関係が良くないとき、より学生に対して、スキンシップを行う、自尊感情を高めるなどの肯定感を伝える。また、グループ全体に対しても、その学生への配慮を意識するように指導する。学生を支えるメンバーの存在は重要である。

〈部分対象から全体対象へ〉

　学生の指導に困難を極めたときは、他者から学生の別な面を情報収集するか、これまでの効果的指導方法を前の指導担当者から得て、学生を全体対象として捉えられる努力をする。そして、学生の興味関心に働きかけることも含めて、学生の潜在能力を引き出す、可能性が開花する働きかけを行う。

〈ねらい〉

　プロセスレコードにおけるゴールは、感情の反映や意味の反映ができるとすばらしいが、患者−学生関係において、患者の理解が深まり、学生自身が振り返ることによって成長することを求めているものである。

#### 4）指導の要点

1. 学生が自己を見つめられるような指導を行う。
2. 積極的に良いところを誉め、治療的人間関係技術と結びつけて理論づける。
3. 学生が葛藤状態にあるときは、学生個人・学生全体に対して、積極的に精神的サポートを行う。
4. 学生との対応で悩むときは、他者から情報収集し、学生を全体対象で捉える努力をする。

### (8) 理論を実践の道標に

　科目「看護学原論Ⅰ」は、『看護とは何か』を追究することを学習目的とし、1年次の終わりには、自身が考える看護を明確にします。その過程にある基礎看護学Ⅰ実習では、講義で学んださまざまな理論を実践の道標として活用していただきたいのです。ナイチンゲール（Nightingale F）の環境に焦点をあてた13項目のアセスメント、ヘンダーソン（Henderson VA）の14の基本的看護の構成要素、ペプロウ（Peplau HE）の発達理論や相互作用論をベースとした人間関係論、ロイ（Roy C）のシステム理論をベースとした適応モデルなど、少し意識することで、根拠のある看護に発展させることができます。学校で学んだこと、理論とは限りませんし、どのようなことでもかまいません。臨地実習で、その学びを持続して意識し続けることが、体験と統合され、内在化し、看護職としての成長・発達につながっていきます。

（石束佳子）

**文献**
1) 東めぐみ：看護リフレクション入門．ライフサポート社，2009．
2) 田村由美，津田紀子：リフレクションとは何か．看護研究：41，171-181，2008．
3) 池西悦子，田村由美，石川雄一：臨床看護師のリフレクションの要素と構造．神戸大学医学部保健学科紀要23号，110，2007．
4) 石束佳子：看護基礎教育におけるリフレクション　リフレクション学習の指導方法を考える．（専）京都中央看護保健大学校紀要第19号，5-15，2012．
5) 川島みどり，杉野元子：看護カンファレンス．第3版．pp130-140，医学書院，2008．
6) 安永悟：活動性を高める授業づくり　協同学習のすすめ．医学書院，2012．

## 看護技術ってすごい

　基礎看護学実習中の出来事です。拘縮の強い高齢者の女性を受け持っていた学生Aさんは、手指の拘縮予防と、拘縮による手全体からの悪臭、汚れの除去をしたいと手浴を計画しました。Aさんの挙げた計画は教科書通り洗面器・オーバーテーブルを用いて座位で行うというものでした。しかし、実際行おうとすると拘縮が強く洗面器に手を入れることすらできず、その日は温タオルで清拭するのみとなりました。

　振り返りの際、学生は「患者さんのことがわかっていなかった。手浴は不適切だった」と言いました。そこで実習指導者の助言で、ビニール袋を用いたベッド上での手浴を学生とともに行うことにしました。患者さんの手首は簡単にビニール袋の湯船の中に包まれ、とてもリラックスされた様子でした。このときのAさんの表情と振り返りの一言は今でも心に残っています。「看護技術ってすごい。あきらめず自分で考えることが大切なんですね」

　この学生はこの後毎日のように部分浴を行い、最後の学びでも「相手に応じた看護ができる人になりたい」と発表していました。それほどまでに心に残った体験だったようです。この学びは、臨地実習でしかできない学びだったと思います。看護技術がアートといわれる場面を本当の意味で理解できた瞬間だったのではないでしょうか。

（森田）

# 4

# 新人看護教員の実習指導
## どこにつまずいたか

ここからは若手とベテラン、両世代の看護教員に登場してもらいましょう。

新人〜若手期の看護教員は、自分の作成した実習指導案や学校の実習指導要綱など
を拠りどころにして指導します。それゆえに学生の個別性や患者の変化をどう学生に学ば
せるか、など応用的課題にとまどいを覚えます。そのとき実習全体ではなく実習指導の、
ある場面に注目（教材化）して、学生に教えたいことを伝える工夫をしてみることで学生の
変化が実感できると、それから実習全体が見えるようになってきました。かたや経験豊か
なベテラン教員は、学生の経験していることをまず理解する、そして学生の感じたことを
大切にし、それを指導に活かすのが教育の基本と心得ています。そして、未熟な学生の
成長をともに感じることができれば教員も喜びをもって教育できる、と。要は目の前の学
生を受け入れ、どれだけ理解できるか、そこに経験差が大きいということでしょうか。同
時に、周りの人々（特に実習指導者）をどう巻き込めるかも、経験のなせるわざでしょう。

本章の筆者（森田）からは、教員歴5年目のときに本書初版に寄稿いただきました。
2022年現在は10年の節目を迎えます。学生時代から計画的かつ誠実に学習ができる
人で、それは教員になっても同じでした。講義・演習・臨地実習いずれも初めて手がけ
た学習指導案でどれも驚くほど詳細なものを準備し、ファジーな部分がないと教員も学生
も大変ではないか、と心配するほどでした。ただ、入職後に参加した専任教員養成講習
会、そして2、3年の教員経験を経て、臨地実習指導に変化がみられるようになりました。
その経緯を振り返ってもらいましょう。　　　　　　　　　　　　　　　　　　【池西】

## A　実習指導案作成の意義

新人看護教員にとって実習指導は**大きな不安要素**の1つです。実習は自分の
フィールド外での指導となり、そこには病棟を熟知された実習指導者がおられます。
経験の浅い自分が指導したことで学生ができていないと言われてはならないとプ
レッシャーを感じていました。臨地実習指導の経験はあっても、教員として、初め
て出会う患者さんの看護をどうやって学習段階の学生に伝えたらよいのかわからず
悩む日々が続きました。

新人看護教員にとって、明日自分が学生とどう関わればよいのかという方向性を
示すものが実習指導案です。実習指導案は実習の場でしか体験できない貴重な経験
の中から、実習目標達成に向けて目標を具体化させ一貫した教育的意図を持った関
わりを可能にするためのものです。実習指導案には、①学校で実習指導要綱として
作成されているものと②実習指導要綱を基に自分自身で作成していくものがあり

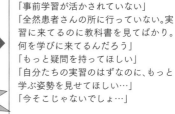

| 教員のねがい | 学生の実際 |
|---|---|

「この病気のここは絶対わかってほしい！」
「患者さんのこの看護を考えてほしい！」
「こんなふうに記録に書いてきて！」
「患者さんの所へしっかり行ってきて！」
「看護師さんの動き1つひとつのなぜ？を考えて！」
「効率的に情報を取ってきて！」
「しっかり教科書に戻って科学的根拠を考えて！」

戸惑い

「事前学習が活かされていない」
「全然患者さんの所に行っていない。実習に来てるのに教科書を見てばかり。何を学びに来てるんだろう」
「もっと疑問を持ってほしい」
「自分たちの実習のはずなのに、もっと学ぶ姿勢を見せてほしい…」
「今そこじゃないでしょ…」

図 2-4-1　実習における教員の願いと学生の実際

ます。

　資料 2-4-1 は筆者が作成した実習指導案の一部です。このような実習指導案を実習開始までの打ち合わせの段階で実習指導者にお渡しするようにしています。具体的な実習指導案があれば、臨地実習指導者と同じ目標に向かい指導ができます。この実習指導案作成のプロセスを通して、実習場面をどのように教材化するか、実習場面の中で学生がどんな反応をするか考え、教員自身が実習に向けイメージを持つことができます。また実習指導案があることで、自己の指導方法を客観的に評価し、振り返ることにもつながります。

## （1）実習指導を始めた新人教員の願いと戸惑い

　新人看護教員時代は、実習指導をするうえで、学校で作成された実習指導要綱にある実習指導案を参考にしながらも、自身の看護観や教育観を持ち学生と向き合うことを大切にしてきました。図 2-4-1 は、当時の筆者が実習指導をするうえで持っていたさまざまな願いです。しかし実際は、**自分の願いとかけ離れた学生の反応**に戸惑うばかりの日々でした。

　当時の指導方法は、実習指導案に示された日々の目標を達成するための一方的な指導だったといえます。ここには、何が何でも実習指導目標を達成しなければならない、新人看護教員である自分のグループだけ進度が遅れてはならないといったプレッシャーがありました。

　しかし、実習は全て同じ環境で行われるわけではありません。病棟の特性も違えば、実習指導者も違います。またそこには、常に変化する患者さんがいて、知識や技術、背景の異なるさまざまな学生が存在します。患者さんや学生が変われば、それぞれで着目しやすい視点も変わります。しかし新人看護教員時代は、学校で作成された実習指導案に沿った指導をすることに追われてしまい、学生の知識や技術・患者の状態に応じて、応用することが難しくなります。そのため実習指導案通りに指導しようとすると学生のできない所ばかりが目についてしまいます。教員 1 人で学生を変えようと、実習指導者に協力を求めることもできず躍起になっていました。

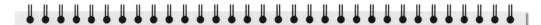

## 資料 2-4-1　実習指導案——健康状態別看護実習【血液内科病棟】（抜粋）

〈1日目〉病棟

| 指導目標（学習目標） | 指導内容・学習の視点 | 指導上の留意点 |
|---|---|---|
| 1. 実習に向かう準備と自己の実習目標を明確にできる | ・学生の体調管理表の確認<br>　（教員不在時は実習指導者に依頼する）<br>・身だしなみの確認（マスクの着用）<br>・実習目標と行動計画の確認<br>　行動計画表 | ・体調不良者がいる場合は患者への影響を考慮し、状況に応じ実習の継続について判断する<br>・具体性および実現可能かという視点で確認し、適宜指導する |
| 2. 病棟オリエンテーションを通し病棟の概要が理解できる | ・病棟オリエンテーション<br>　（病棟の特徴・看護目標・病棟の構造・物品の位置・検査表・処置表の見方・受け持ち看護師の確認方法・カルテの使用方法・1日の流れ・カンファレンスの内容・週間予定）<br>・患者紹介（カルテ情報）<br>・同意書の確認<br>・病室への入室方法・アイソレータの使用方法 | ・学生には自分たちが知りたいと思っていることを事前に必ず1つは明確にするよう指示し、自主的なオリエンテーションになっているか確認する<br>・クリーンルーム、カウンセリングルームについてはこれまでの実習施設にはない構造であるため説明を依頼する。ただし、構造については事前学習で学習するよう指導する |
| 3. 受け持ち患者が理解できる<br>1）情報収集を通して受け持ち患者の成長・発達が把握できる<br>（1）情報収集の方法が理解できる<br>（2）患者を取り巻く家族・職場関係について情報収集できる<br>（3）患者の成長発達段階をエリクソンの発達段階に沿って捉えられる | ・NANDA-Ⅰに沿った情報収集<br>　健康状態別—1・2<br>　正常性：データの正常・異常の判断<br>　標準性：成長・発達に応じた標準値であるかどうかの判断<br>　日常性：データが正常ではないが、患者の日常の状態と比較して判断する | ・患者紹介はともに訪室し、出会いの場面で得られた患者像（学生のイメージと教員のイメージのすりあわせ）を確認する<br>・学生同士が互いの動きに目を向け声を掛け合いながら平等にカルテを使用できているか確認する<br>・終了した学生にはどのような情報が得られたか確認し、ポイントとなる情報が捉えられているか確認し不足分を指導する |
| 2）既習の学習を活用し受け持ち患者の健康状態を把握できる<br>（1）事前学習を通して患者の病気について理解できる<br>（2）患者のこれまでの経過・治療方針が理解できる<br>（3）患者の病態を考え、必要な情報（経過・治療・症状）に焦点を当てて収集できる<br>（4）患者の健康状態が判断できる | 事前学習<br>健康状態別—1・2<br>・プロトコールの確認（使用する薬剤の種類だけは取れるようにする）<br>・血液データの確認<br>・化学療法治療日の確認<br>・指示簿の確認<br>　（安静度、クリーン区分については確実に収集できていることを確認する） | ・健康状態の判断基準となる（経過・治療・症状）の視点、優先すべき視点が理解できているか確認する<br>・現在の状態だけでなく、今回の治療に至るまでの経過が捉えられているか記録から読み取る<br>・カルテ上、データを探せても、その意味を見いだせない場合が多いため、質問できる環境を整える<br>・プロトコールの読み取りは難易度が高いため、初日は使用する薬剤の種類が理解できるところまでを求める |
| 3）受け持ち患者に応じた観察技術ができる<br>（1）フローシートを確認し翌日からの観察項目が理解できる<br>（2）患者の健康状態を理解したうえで翌日からの観察の注意点が理解できる | 熱計表<br>・フローシートの観察項目の確認（教員・指導者で行う）<br>・患者とのコミュニケーション<br>・バイタルサイン・観察の見学<br>・健康状態の理解<br>・易感染状態の患者における注意点（観察の順番・訪室のタイミング）<br>・出血傾向にある患者における注意点（マンシェットの巻き方）<br>・副作用症状のある患者における注意点 | ・事前の情報の中で、根拠に基づいた観察項目が挙げられているか確認する。観察の実施は翌日の朝からとする<br>・受け持ち看護師の観察に同行し、どのように観察されているか確認する<br>・全体で揃った時間に、どのような注意点が必要か発問し、翌日の観察における課題を明確にする |

つづく

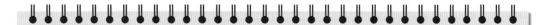

## 〈1日目〉病棟

| 指導目標（学習目標） | 指導内容・学習の視点 | 指導上の留意点 |
|---|---|---|
| 4）受け持ち患者の発達段階と状況に応じたコミュニケーションができる<br>5）受け持ち患者に関心を寄せ、尊重した態度で接することができる | （訪室のタイミング）<br>・コミュニケーション技法 | ・対象の発達段階を捉えた関わりができているか確認する<br>・コミュニケーション技法を用いて意図的に関われているか確認する |
| 4．受け持ち患者の健康状態の変化に応じた看護実践ができる<br>1）健康状態の判断を踏まえ、受け持ち患者に適した看護が実践できる<br>（1）受け持ち患者に行われている看護を見学し、必要な看護の視点を考えることができる | ・健康状態の理解<br>・訪室のタイミング<br>・信頼関係の構築<br>・患者との会話の中で得る情報とカルテで得るべき情報<br>・診断治療に伴う技術の見学<br>・1日の看護ケアのスケジュールの確認 | ・その日の患者の健康状態を理解し、訪室のタイミングが測れているか、また最初の出会いの段階で聞くべき項目であるか考えてコミュニケーションを取れているか確認する<br>・学生の収集した情報を確認し、不足点はないか翌日までに学習すべき項目は何か自分たちで考えられているか確認する |
| | ・カンファレンス<br>初日の中で見えてきた患者に必要な看護の方向性 | ・学生主体でテーマおよび司会・書記を決定し学びを共有する<br>・テーマは初日の中で見えてきた患者に必要な看護の方向性を口頭で発表する。またその方向性を確定するうえで翌日追加すべき視点を明確にする |
| | ・翌日の援助・処置の確認 | ・翌日の援助また翌日までの課題について理解できているか確認する<br>・翌日は本日の情報収集を基に観察を実践していくため、自己の挙げている観察項目が患者にとって本当に必要なのか確認するよう指示する |

## 〈2日目〉病棟

| 指導目標（学習目標） | 指導内容・学習の視点 | 指導上の留意点 |
|---|---|---|
| 1．実習に向かう準備と自己の実習目標を明確にできる | ・学生の体調管理表の確認<br>　（教員不在時は実習指導者に依頼する）<br>・身だしなみの確認（マスクの着用）<br>・実習目標と行動計画の確認<br>行動計画表 | ・体調不良者がいる場合は患者への影響を考慮し、状況に応じ実習の継続について判断する<br>・具体性および実現可能かという視点で確認し、適宜指導する |
| 2．受け持ち患者が理解できる<br>1）情報収集を通して受け持ち患者の成長・発達が把握できる<br>（1）前日に得られなかった情報が明確になり、情報収集を追加する中で対象理解を深めることができる<br>（2）家族や職場環境の中での患者の役割・治療や入院生活によってどのような影響が生じているか考えることができる | ・エリクソンの発達段階<br>・情報の分類・解釈<br>健康状態別—1・2 | ・初日の情報収集では、エリクソンの発達段階に沿って発達段階を述べるに留まっていることが予測される。治療によってそのような発達課題がどう影響を受けているのか、考えられているか確認する<br>・現在の発達段階のアセスメントだけでなく、これからの次の成長発達段階を見据えたアセスメントができているか確認し発問する |

つづく

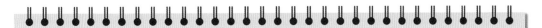

〈2日目〉病棟

| 指導目標（学習目標） | 指導内容・学習の視点 | 指導上の留意点 |
| --- | --- | --- |
| 2）既習の学習を活用し受け持ち患者の健康状態を把握できる<br>　（1）患者のこれまでの経過・治療方針が説明できる<br>　（2）患者の健康状態が判断できる<br>　（3）不明な点を追加し情報収集できる | 事前学習<br>領域横断—1・2<br>・情報の分類・解釈<br>・プロトコール（現在のクールの治療計画） | ・解釈の中で患者の健康状態をどう把握できているか確認する<br>・慢性期と記載する学生が多いが、慢性期の中での健康状態をさらに細かく理解するために病みの軌跡に沿って考えるよう助言する<br>・プロトコールの読み取りは難易度が高いため、2日目は使用する薬剤の種類および現在のクールの治療計画が理解できる所までを求める |
| 3）受け持ち患者に応じた観察技術ができる<br>　（1）患者に必要な観察項目が理解できる<br>　（2）フローシートに沿って正確に観察できる<br>　（3）患者の健康状態に応じた観察が実践できる<br>　（4）観察した事実を基にアセスメントし報告できる | 健康状態別—熱計表<br>・フローシートの観察項目の確認（教員・指導者で行う）<br>・患者とのコミュニケーション<br>・バイタルサイン・観察の見学<br>・健康状態の理解<br>・易感染状態の患者における注意点<br>（観察の順番・訪室のタイミング）<br>・出血傾向にある患者における注意点<br>（マンシェットの巻き方）<br>・副作用症状のある患者における注意点<br>（副作用の出現時期・訪室のタイミング）<br>・根拠に基づいた正しい報告 | ・患者の健康状態に応じた、根拠に基づいた観察項目が挙げられているか確認する<br>・観察した事実を報告する際には見た事実だけを報告する学生がいるが、その中で系統別に観察した事実からどうアセスメントしたか考えられるようにする<br>・感染徴候とは何を示すのか、また血液データとの関連も確認しアセスメントできているか確認し、翌日以降の課題を明確にする |
| 4）受け持ち患者の発達段階と状況に応じたコミュニケーションができる<br>5）受け持ち患者に関心を寄せ、尊重した態度で接することができる<br>4.　受け持ち患者の健康状態の変化に応じた看護実践ができる<br>1）健康状態の判断を踏まえ、受け持ち患者に適した看護が実践できる<br>　（1）受け持ち患者に行われている看護を見学・一部実践し、必要な看護の視点を考えることができる | ・コミュニケーション技法<br>・健康状態の理解<br>・訪室のタイミング<br>・信頼関係の構築<br>・患者の意思を尊重した態度 | ・対象の発達段階を捉えた関わりができているか確認する<br>・コミュニケーション技法を用いて意図的に関われているか確認する<br>・その日の患者の健康状態を理解し、訪室のタイミングが測れているか、患者との関係性を考えてコミュニケーションを取れているか確認する<br>・前日の課題を学習できているか確認する<br>・学生が調べて学習できる能力と、最終的に到達してほしいと指導者が考える内容は差が生じやすい。どこの文章からどのように学んだのか確認し、学生の資料で不足している点は資料を補い、学習方法を掲示する |
| ［選択制］<br>●急激な身体侵襲の状態<br><br>2）急激な身体侵襲の状態にある患者の看護の優先順位が決定できる<br>　（1）患者の健康状態の変化に応じた推定問題を抽出できる<br>　（2）患者の強みを捉えることができる<br>　（3）推定問題間の関連を考えることができる | ・診断治療に伴う技術の見学<br>・1日の看護ケアのスケジュールに沿った実践<br>・環境調整<br><br><br>健康状態別—1・2・3<br>・予測される看護問題<br>●化学療法による治療期にある患者<br>（薬剤による副作用の出現の時期→ | ・環境調整では、ともに訪室し学生が注意した点を振り返り患者理解が深まっているか確認する<br>・情報の分類・解釈ではそれぞれの予測される副作用に対して適切な推定問題が挙がっていることが望ましい。しかし、これらの副作用は2～3日程度で消失していくため、介入時は＃安楽障害などで1つひとつの副作用出現時に応じたTP介入を考えるほうが学生の思考 |

つづく

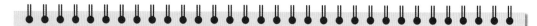

## 〈2日目〉病棟

| 指導目標（学習目標） | 指導内容・学習の視点 | 指導上の留意点 |
|---|---|---|
| （4）必要な看護診断を確定できる | #安楽障害#栄養摂取バランス異常：必要量以下#便秘#下痢#セルフケア促進準備状態#感染リスク状態#出血リスク状態#転倒転落リスク#口腔粘膜統合性障害#悪心#健康自主管理促進準備状態#末梢性神経血管機能障害リスク状態<br>●骨髄移植中の患者 | としては整理しやすいと考えられる<br>・血液内科では特にNANDA-Iドメイン11の安全/防御のアセスメントが重要となる。記録や口頭で学生の思考を確認する |
| 3）急激な身体侵襲の状態にある患者の看護ができる<br>　（1）患者に行われている看護実践の目的が理解できる<br>4）急激な身体侵襲の状態にある患者の心理を把握し、支持できる<br>　（1）患者の心理過程を考えることができる | （GVHDおよびDICのリスク・感染リスク→）非効果的治療計画管理#栄養摂取バランス異常：必要量以下#下痢#各セルフケア不足#感染リスク状態#出血リスク状態#転倒転落リスク#身体外傷リスク状態#健康自主管理促進準備状態#末梢性神経血管機能障害リスク状態#安楽障害#皮膚統合性障害 | |
| ●慢性的な経過の状態<br>1）慢性的な経過をたどる患者の治療経過と生活から必要な看護が判断できる<br>　（1）患者の健康状態の変化に応じた推定問題を抽出できる | ・日々行われている看護実践の目的<br>・薬物療法の理解 | ・身体的苦痛や精神的苦痛は相互に作用している。それぞれを分離して考えるのではなく相互作用として捉えられているか確認する |
| 　（2）生活者として患者を捉え患者の強みを捉えることができる<br>　（3）推定問題間の関連を考えることができる | ・フィンクの危機理論<br>・コーンの障害受容<br>・予測される看護問題 | ・学生はセルフマネジメントを学んでいる。この際に習った、セルフマネジメントの視点を活かして情報の解釈ができているか確認する |
| 　（4）必要な看護診断が確定できる<br>2）慢性的な経過をたどる患者の生活習慣から治療継続のための患者指導ができる<br>　（1）患者に行われている看護実践の目的が理解できる<br>3）慢性的な経過をたどる患者を支援する人を把握し患者のQOLの向上のための支援が考えられる<br>　（1）患者の心理過程を考えることができる | ●化学療法による汎血球減少期にある患者<br>（#健康自主管理促進準備状態#非効果的治療計画管理#安楽障害#栄養摂取バランス異常：必要量以下#便秘#セルフケア促進準備状態#感染リスク状態#出血リスク状態#転倒転落リスク#末梢性神経血管機能障害リスク状態）<br>・患者のキーパーソン<br>・患者の生活習慣<br>・セルフマネジメントの視点<br>・日々行われている看護実践の目的<br>・薬物療法の理解<br>・フィンクの危機理論<br>・コーンの障害受容<br>・カンファレンス<br>・翌日の処置の確認 | ・学生はがん患者＝不安・悲嘆・絶望と捉えていることが多い。患者はそのような時期を越えて適応し向かい合っている状況であるにも関わらず、学生が自己判断していることもある。これまでの経過もふまえ、患者とのコミュニケーションの中で得られた情報からどのように捉えたのか確認する |

この時期は看護教員自身も、指導を受ける学生自身も苦しい時期でした。

## (2) 指導を考え直すきっかけとなったターニングポイント

この時期に経験豊かな先輩教員に相談できたことや、専任教員養成講習会に参加できたこと、所属している学校での新人教員研修会に参加できたことは大きなターニングポイントとなりました。先輩教員は、私が「学生は実習指導案のここをわかってくれない」と相談すると、「今わからなくても最終日に気づけたら良いと思うよ。この学生にとって最初にその気づきをするのは難しい。学生が見える世界から始めていったほうがよいと思う」と教えてくれました。

ベテラン教員は学生のレディネスによって実習指導案に幅を持たせており、この気づきが学生観を捉え指導に活かすとはどういうことなのかを考えるきっかけとなりました。頭の中で実習指導案の一貫した流れをイメージしつつも、状況に応じて変化させ、学生のできる力に共に気づき、伸ばしていくような関わりが必要であると感じるようになりました。

## B　効果的な実習指導方法の再考

**臨地実習は学生と教員が同じ現場を見て体験できる場面**です。学生と教員ではもちろん経験も違うため、同じ場面を見ていてもそこから考えることは違います。この違いを知り、互いに共有していくことが大切であり、今学生が何を見て何を感じ、何を考えたのか振り返ることが大切なのだと思います。

この振り返りに用いる方法としてリフレクションがあります。実習場面ではタイムリーにリフレクションの過程を、時間をかけて行うことは難しいかもしれませんが、このリフレクションを促すことで、場面の中に含まれる看護の意味を考えることができます。

筆者は看護師にとって最も根底に持つべき力は、**目の前の患者を理解しようとする対象理解**であると考えています。これは厚生労働省が提示する看護実践能力のⅠ群『ヒューマンケアの基本的な能力』の構成要素の1つです。この点で、筆者がずっと大切にしている実習指導場面を少しご紹介したいと思います。

## (1) 対象理解の場面の教材化①

最初の場面は初日の出会いの場面です。実習初日は患者紹介時など実習指導者とともに訪室する機会があると思います。以前は、学生の挨拶後すぐに退室していましたが、この場面を共有し振り返るようにしています。図2-4-2（**128頁**）は、初日に挨拶に伺った際の病室のイメージ図です。

挨拶の場面での学生の思考は、「受け持ち患者さんはどんな方だろう」「どう声をかけたらよいのかな」「緊張する……」と自分の感情で溢れているのではないでしょうか。

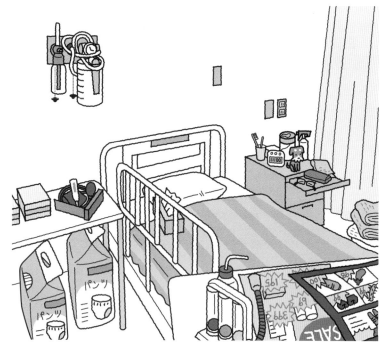

図 2-4-2　実習初日のベッドサイドイメージ図

　しかし看護専門職者である実習指導者や看護教員は、同じ場面を見ていても考えていることは異なります。

　「酸素・吸引があるけど呼吸状態は？」「ベッド柵や床頭台の状況は？　眼鏡があるから目は見えにくい？」「家族は面会に来られてそうか？」「チラシがあるけどお買い物が好きなのかな？」「体格は？」「血圧計・体温計が個人用になっている。感染症があるのだろうか？」「トリフローがあるということは術前訓練中？」「どんなことに困っている？」

　このように、身体状態や患者さんのニーズを瞬時に捉えようとしています。

　挨拶が終わったタイミングを見て学生と 10 分ほど振り返りの時間を取ります。「どんな環境だった？」ではなく、あえて「患者さんどんな方だった？」というような発問を通して学生の気づきを確認し、次に見えていない部分を共有しています。

　この場面の中での教材観は看護師には常に観察力が必要であり、挨拶も情報収集の場面であるということです。短時間の中でもコミュニケーションを取りながら同時に状況を捉えていくことも必要だと伝えられると思います。

　このような振り返りを行うと、学生の中で次の訪室にはこんなことも見てみようと内的動機づけができるようになりますし、初日によくあるカルテばかり見てしまうのではなく、患者さんのもとへ訪室する機会も増えてくるようになっていきます。

## （2）対象理解の場面の教材化②

　続いて、次の場面は実習 2 日目の環境調整の場面です。

実習2日目の午前は、学生が初めて見学するようなケアが多く、教員は病棟に伺うことが多いと思います。以前は、学生の環境調整中は、実習指導者と調整もしたし、カルテや記録も読みたい時間で、学生が環境調整の準備をしたことを確認すれば、基礎実習でない場合、ナースステーションに戻っていました。現在の筆者は、この場面を大切にしています。

　環境整備の場面における学生の思考としてはベッド柵・ナースコールといった安全面、床頭台の状況などを捉えようとするのではないでしょうか。もしくは、環境整備をすることに精一杯になっている学生もいるかもしれません。しかし中には、前日の学びから対象理解という意図をもって訪室する学生も出てきます。

　この場面における教材観として環境調整も1つの情報収集の場であること、一般的な方法だけでなく、個別性のある方法を考えるためには対象理解が必要であると伝えることができます。

　実際の振り返りの場面では「この患者さんの環境調整であなたが工夫したことはどんなこと？　患者さんのどんなところからそうしようと考えたの？」といった発問をします。そうすることで学生が対象理解をどのようにしているか共有することができます。また「環境調整の中で今日は患者さんのどんなことがわかった？」と前日の学びを発展させた発問をする事で、つながりを持つようにし、学生自身が昨日の自分より今日の自分が患者さんについて詳しくなったと実感できるように促しています。

　実習初日・2日目に重点的にこのような関わりをすると学生に変化が見られるようになってきます。具体的には、日々の小さな変化に気づくため根拠をもって訪室するようになり、またその気づきの意味を報告することで言語化できるようになってきます。さらに自らの気づきを伝えようと積極的に報告するようになります。そうなると、教員不在時であっても学生との場面の共有ができ、もう一段階学びを深めることができるようになります。

　この場面共有の場で欠かせないのは、実習指導者との連携です。

---

### 新人教員・初めて実習指導者になった方へ

　臨地実習は看護学生が「看護師のように考え、行動すること」を学ぶ場です。「学ぶ」の語源は「まねる」とも言われます。自分のこれまでの経験知に自信をもって、学生にモデルを示してください。学生が「まねたい」「あんなふうになりたい」と思ったら、それが実習指導です。看護師として、自分の考えたことを語っていただくのもよいし、実践をみせるのもさらによいと思います。教育の知識や技術がまだ少ないのは仕方がないことです。臨地実習においてそれ以上の強みになるのが、あなたは臨床に最も近い存在である、ということです。これまでの自らの看護活動に自信をもって、たくさん学生に伝承してほしいと願っています。

（池西）

## C　実習指導者との連携を大切に

　学生の看護実践につまずきがあったときや自己の傾向性に気づいてほしいときは、実習指導者と看護教員と学生の3者で振り返りを行うようにします。実習指導者と同じ意見を伝えたり、時には実習指導者と異なる意見を伝えたりすることで安易に答えを出すのではなく、さまざまな意見の中で**学生自身が答えを見つけられる**ようにします。効果的に指導するためには、事前に実習指導者と「ここが課題だから、このように振り返りたいと思っているがどのように考えていますか」というように打ち合わせをし、指導のゴールがどこにあるか調整したうえで行うようにします。また実習中の中間評価のタイミングでも、可能な場合、3者で振り返りを行うように調整しています。

　実習中の学生は目の前のことに精一杯になってしまいます。時には実習指導者と協力し、看護専門職者としてのモデルを示し、振り返ることで学生が客観的に見られる機会を作ります。このように場面の共有を丁寧に行うことで、学生は"意図をもって看護する"とはどういうことなのか、少しずつ理解していきます。

### (1)　学生の気づきを信じる

　実習3日目以降になると、教員不在のことも増えてきます。新人教員時代は、不在中の患者さんの様子がわからず焦っていたように思います。そのため教員自身が見たもので患者像を捉えようと必死に訪室し、学生の記録だけでなく別の時間にカルテを確認していました。

　しかし、何よりも大切なのは、実習中誰よりも患者さんの側にいる学生の気づきを信じることだと思うようになりました。学生の気づいた場面を教材化し、実習指導者・教員の看護観を語る中で学生自身が自己の看護を考えるきっかけ作りをすることが効果的な実習指導方法なのではないかと、現在は考えています。

### (2)　「3つの目」でみる臨地実習の面白さ──学生の成長に立ち会うこと

　このような関わりを始めるようになって臨地実習の面白さを感じるようになりました。

　1つめは、患者さんに対して学生・実習指導者・教員という「3つの目」で看護できることです。「3つの目」で看護を考えていく中で互いの看護観が刺激され、新たな気づきが生まれます。

　2つめは、学生の小さな成長をたくさん見続けることができるということです。体験を通して学んだ知識や技術は、学生にとってかけがえのない財産となります。机上の学習は苦手な学生が実習では活き活きした表情になり、その体験の中で学ぶ姿を目の当たりにすると、筆者は嬉しくなります。さらに1年生の基礎看護学実習ではできなかったことが最終学年の実習ではできるようになる姿を見て、学生の成長

を感じることができます。

　3つめは、学生が心揺さぶられる瞬間をともに経験できることです。初めて患者さんに感謝されたとき、患者さんが涙されたとき、拒否されたとき、どうしようもできない自分の無力さを痛感したとき、達成感に溢れたとき、実習では学生が心揺さぶられる瞬間がたくさんあります。このような瞬間をともに経験し、その中で学生が成長していく姿を見続けていけることが、何よりも臨地実習の面白いところであると筆者は考えます。

（森田真帆）

---

**文献**
1) 佐藤みつ子：看護教育における授業設計　第4版. 医学書院, 2011.
2) 屋宜譜美子, 目黒悟：教える人としての私を育てる　第1版. 医学書院, 2010.

### 実習指導者と教員の願いは同じ

　新人看護教員時代は実習指導者が何を思っておられるのか、お忙しいだろうと聞くこともできずにいました。いろいろな実習指導者の方と話す中で、みなさん「せっかく患者さんと関われるのだから1つでも多くのことを学んでほしい」という願いをもっておられることがわかりました。このことに気づいたとき、実習指導者も看護教員も同じ願いを持っていると肩の荷が下りたような気もちになりました。

　またあるとき、「先生ばかり頑張らなくても大丈夫。私たちもいるから」と温かい言葉をいただきました。実習指導者がそのような声をかけてくださるほど空回りしていたのかと思うと、恥ずかしい思い出ですが、この一言が私を変えてくれました。

　今では実習指導者だけでなく、時には病棟師長、病棟看護師の皆さんに相談しています。最終日の達成感あふれる学生たちの顔を見たとき、一緒に指導できて本当に良かったですと心から感謝の思いをお伝えしています。

（森田）

# 経験豊かな教員の実習指導
## なぜ焦らないか

　本章の筆者（学科長・教務主任役割）は 23 年の教育経験をもつベテラン教員です。教員生活をスタートさせて以来、比較的早い時期から、その実習指導についての学生評価は高く、「阿形先生の実習指導はわかりやすい」「がんばろうという気もちにさせてくれる」という賛辞が集まっていました。近年は実習病院側からの信頼も厚くなっています。現在は教育実践を総括する立場にあります。そんな経験豊かな教員は実習指導をどのように捉え、どんなことに留意して、実習指導を行っているのでしょうか。「経験から学ぶ」とはどういったことでしょうか。　　　　　　　　　　　　　　　　　　　　　　　　【池西】

　筆者（阿形）の教員歴のはじまりは、「臨床での看護師としての経験を活かして学生指導すればいいのですよ」と、恩師のすすめで母校に戻ったのがきっかけでした。臨床看護師として働いた経験しかなく、教育に携わることが初めてだった筆者は、そうしてまず実習指導教員を 3 年経験し、その後専任教員になりました。

　看護師養成所において、看護学実習は欠かせないものです。学生が大きく成長する場でもあります。学生の成長を支援するのが教員であり、実習指導者です。筆者は教員になり 23 年目を迎えます。看護師としても教員としても多くの先輩方を前に教育について語るには経験不足ですが、本章では、筆者が経験してきた中で考案した実習指導方法について述べたいと思います。

## A　記録が進まなくても、看護計画が立案できなくても

　臨地実習の場には、患者・家族、実習指導者、看護師、学生、教員、そしてその他の医療チームの方々がいます。実習の場で主役となるのは患者と学生です。その中で展開される出来事から、学生は看護を学ぶのだと思います。

　学生の最初の課題は、患者にどれだけ寄り添うことができるかということです。近年、少子化や核家族化、SNS（Social Networking Service）の普及に伴い、現実での人間関係が希薄な学生たちが多く存在します。患者の気もちに寄り添うことより、**まずは自分の気もちに寄り添ってほしい学生**が多いのも現状です。振り返ると、筆者が教職に就いた 2000 年前後の学生の傾向としては、苦痛をもつ患者の側で長時間黙って座っていることができました。沈黙の中で、患者さんの思いを理解しようと一生懸命観察し、できる看護を実践していたように思います。

　筆者が実習指導教員 2 年目の実習で出会った元気のよい学生のエピソードです。その学生が受け持った患者 A さんは、肺がん末期でした。初日、元気一杯に学生は

Aさんに挨拶しました。

　「こんにちは、今日から担当します。よろしくお願いします」と言って頭を下げました。Aさんは、学生に「何しにくるんや…」と肩呼吸の小さな声で言いました。学生は答えてもらえたことにうれしくなり、「Aさんのお困りなところに少しでも何かしたいと思っています」とまた元気に答えたところ、Aさんは「いらん…」と答えて目を閉じました―。その日から学生が訪室しても、目を閉じたまま何も答えてもらえません。学生はどんどん元気をなくしていきました。筆者も学生とともにベッドサイドに行きましたが、目を閉じたままのAさんにどうしていいのか困っていました。

　そこで学生と毎日、毎日Aさんが安楽になれるような看護はできないかと実習指導者も交えて話し合いました。このような状態では実習記録も進みません。情報収集から止まってしまい、看護計画も立案できない状態でした。1週間経ってこの状況なら受け持ちの継続はAさんの苦痛を考えると難しいのではと筆者は考えました。それを学生に伝えると、「私が側に行くことが、Aさんはきっと苦痛なのだと思っていました」と答えが返ってきました。そのとき、実習指導者が「Aさんの受け持ちやめる？」と尋ねたところ、学生は少し考えて「どうか受け持ちをさせてください」と返事をしました。その答えに実習指導者が「Aさんから見えないところで見守り、何かできることがあったらそのときはすぐに手をお貸ししたら？」と言ってくれました。

　次の日から学生は、Aさんから見えにくいカーテンの裾（すそ）の奥に座っていました。1日の終了時に振り返りをしてもらうと、「Aさんは時々目を開けて水を飲まれます、でも吸い飲みに手が届かなくて、あきらめそうになるのです。そこで私が吸い飲みを渡すと、目は開けられませんが飲んでくださるのです。私でもAさんに何かできることがあると思えました」。現役の看護師でもきっとその場に立ちどまることがつらい患者の状況に、学生は一生懸命寄り添おうとしていたのです。実習指導者のあの一言で、学生は患者に寄り添うということを学んだのだと思いました。記録は進まなくても、看護計画が立案できなくてもそのとき、その場の状況に応じた看護を実践していたのだと知りました。

## B　学生が「その場に立ちどまる」ために

　近年の学生は「その場に立ちどまる」ことが難しいようです。相手の苦痛を理解する前に、自分の苦痛が優先される学生が多いように感じています。その学生たちにどのようにして患者を理解し寄り添うということを経験してもらうのか、そこがとても重要だと思います。学生がどのように患者を理解し寄り添っているか、それは学生それぞれに違います。それを理解することがまず大切なことだと考えます。

　教員は、**学生の経験していること**を理解することが先決です。

　例えば心筋梗塞の患者を受け持ったとき、学生が理解する患者像はさまざまです。「今日出会った○○さんはどのような方でしたか？」という問いに、ある学生は事前

学習していた【心筋梗塞】の病態や特徴的なデータと比較した結果などを文献から得た知識を活用し答えます。またある学生は【胸が苦しくて動けない患者】として苦痛を捉え、安楽にしてあげたいと答えます。また別の学生は【血液がうまく全身に流れない状況にある人】と患者をとらえ、血液がうまく流れるように整え、生活者として活き活きと生活できるように支援することを考え看護の方向性まで答えます。また複雑な病気や、理解できない病態に押しつぶされ、何も答えられない学生もいます。このように学生の捉え方もさまざまです。答えられる学生はいいのですが、患者理解のために必要な事前学習に追われ、患者を理解する前に実習が終わってしまう学生もいます。これでは患者に寄り添う前に実習が終わってしまいます。こうした状況になると、情報収集は止まり、アセスメントの方向性も見えず、記録も何を書いていいのかわからなくなるのです。

　学生の多くは、病院・施設という初めての環境、実習指導者や受け持ち患者との初めての人間関係、また担当教員との学校とは違う1対1の関係に向き合うことになります。そのなかで実習目標を到達させるという課題をもっています。同時に実習病棟で立案している受け持ち患者の看護計画、看護目標の到達に向けた看護の実践という課題もあります。これらの多くの課題が整理できないことで実習記録が書けない状況を引き起こしているのだと考えます。学生はこれら多くの課題のなかで不安な状況だといえます。加えて、患者が見えてこなければさらに不安が大きくなります。ほかの同級生がどんどん患者との人間関係を深めている姿をみると不安はさらに大きくなり、焦りにつながります。これでは患者に寄り添うという心の余裕はありません。この悪循環が繰り返されることが、「記録が書けない」という現象につながっていくのではないかと思います。

　そんなとき、この問い…「あなたの受け持ちの○○さんはどのような患者さんなの？」と聞いてみましょう。学生は自分が捉えた患者像を話してくれます。そのときは、「そのように○○さんを捉えていたのですね。私はそのような○○さんを知らなかったですよ」と捉えられている患者像を**まずは認めること**、そして学生が見えていることを承認し、見えていないことを問いかけながら明らかにしていくことで、その表情がどんどん明るくなっていきます。

　学生によって患者の捉え方は違います。捉えられていることにも差があります。それを学生に認識してもらうことで学生は大きく変化していくと考えます。

## C　学生の見えない成長を評価する

　このような考えに至ったのには、筆者が出会った学生Bさんを通して、その成長のすばらしさを感じられたことからです。実習指導教員として指導をはじめた頃で、実習では実習目標をもとに、病気の理解はもちろん、科学的根拠をもって看護実践できることを到達目標とし、そこに向かって学生を一生懸命引っぱっていました。これは当然ですが、このときの筆者は記録が整理できて看護が実践できる学生を理想

とし、見えるものにとらわれ、見えないものを評価できていませんでした。

　Bさんは、実習初日から常に受け持ち患者の側にいました。高齢の方で、日常生活はほとんどベッド上でした。そのベッドの横でBさんはニコニコと笑顔で座っていました。記録は苦手で、大きな字で幼稚な文章でした。対象理解も記録からは十分には読み取れません。でもBさんは患者に必要な食事介助や清潔の援助などを、その人の自立を妨げず実践していました。ただ、やはり記録上からはよく読み取れません。実践する看護はすばらしいのです。実習最終日、他の学生が最後なので…と患者に手紙を渡したり、丁寧な挨拶の言葉を考えたりしている中、Bさんの計画はいつもと同じでした。「Bさん、最終日なのに最後にまとめとして評価したいことはないの？　患者さんにやっておきたいことはないの？」と問いました。そのときBさんは、「私にとっては最後の1日ですが、患者さんにとってはまた明日がある入院生活。高齢の患者さんにとって環境の変化や1つの出来事でも大きな影響があるので、私は平穏な1日が今日も過ごせるようにしたいのです。だから特別なことはいらないと考えました」。その言葉に教えられました。Bさんは、最も重要な高齢者の理解がきちんとできていたのです。そしてその人のニードも能力も理解できていたのです。

　筆者は、臨地実習では記録も重要ですが、**学生が患者とともに経験している世界をどれだけ教員が理解できているかも重要**だと思います。教員も1つひとつの場面の中で学生の経験していることを理解しそれを活かしていくことができれば、看護記録に整理する方法を学生の目線で指導できるのではないかと考えます。このときから学生に「あなたの受け持ちの○○さんはどんな患者さんなの？」「今日の○○さんはどうだった？」と、学生が患者にどのように寄り添っていたのか問うようにしています。

## D　学生個々のレディネスをどう指導に活かすか

　看護は、対象となる患者の日常生活を支援することが重要な役割です。しかし近年の学生は生活体験が乏しく、生活を支援する立場になることが難しい状況もあります。『看護のアジェンダ』[1]の第32【文明と看護】に「看護学部入学生の生活体験調査」の結果があります。33項目について学生へ生活体験の有無を問うアンケート調査を実施したもので、その結果によると、生活体験100％のものは「食器洗いをしたことがある」「寝るときに着替える」「着物（浴衣）を着たことがある」などの普通の生活体験はできていると考えられました。しかし低い数値項目のものとして「家のトイレを掃除したことがある」などが挙がり、30％台の結果は「お風呂に入るとき湯を（かき）まぜる」でした。

　こんなことがありました。足浴の技術場面で、ある学生が湯を準備したときの出来事です。足浴は、足浴バケツに湯を準備します。学生は蛇口から出る熱湯と水を混ぜ、適温にする必要があります。また適温かどうかを湯温計で測定し、最適な温

度を調整します。その準備した湯を実習指導者が適温か確認しようと手を入れてみると、湯は適温よりはるかに高温と感じました。そこで湯温計で測定すると「60℃」の湯が準備されていました。「これでは熱傷になるけど、湯温を測定したの？」と問うと「はい。湯温計で測りました」と言うのです。そこでもう一度湯を準備するところから同行し、再度測定してもらうと、湯温計をバケツの底のほうに入れて、水を入れ、そののち熱湯を入れてそのまま測定しているのです。そうすると底には冷たい水がたまり、熱湯は上方にきます。その中間で測定するため湯温計は適温となっていました。「混ぜなくていいの？」と実習指導者が質問すると、「混ぜるのですか？」と逆に聞き返されたそうです。

　筆者たちが幼い頃、一般的な家庭の風呂設備はガスでお湯を沸かすものであり、入浴するときは温度にむらがあるため、必ず湯を上下かきまぜて適温にすることが必要でした。現代の一般的な設備では、スイッチ1つの操作だけでそうした過程が不要になっていますから、若い世代にその知識がないのも当然のことなのです。お風呂とは、蛇口をひねるだけで適温が出てくるものであって、入浴するときに慌てて混ぜずに入浴し、湯の底が水で寒い思いをしたという経験は現代の学生にはまずありません。湯を混ぜることが「常識」かと言われるとそうでないのかもしれないと考えさせられた事例です。

　このように世代間ギャップから、筆者たちが当然とみなしている生活援助技術の方法も、文明の進歩によりそうでないことも多くあるのではないかと考えられます。家庭での拭き掃除も、（使い捨て）ウエットティッシュの普及により雑巾を使わない家庭も多くなっています。そのため、雑巾の絞れない学生もいます。そのような学生は清拭タオルを絞るのにも苦労します。この一事をとっても、実習では学生には多くの困難があるのだと実感します。筆者たちの世代の価値観でだけ学生の行動をみると、批判的になってしまいがちですが、学生はそのことで批判されても、そもそも前提となる経験が少ないため理解ができません。看護計画として立案する生活援助技術の根拠が書けない学生もいます。自分の日常生活の方法と違う患者の計画に悩み、書けなくなる背景には、そのような原因も1つ考えられるのではないかと考えています。

　学生に患者を【生活者】として捉えるよう授業で教えています。しかし学生は患者が自分と同じ【生活者】であるという視点から離れてしまっていて【生活者として何に不自由さを感じているのか】【病気になり何が生活の中で苦痛なのか】、患者の目線にたてば答えられる問いかけに、答えを見いだせない状況になってしまっているのだと思います。対象把握のための病気の理解、治療・検査に関する知識、看護過程の展開と実習では看護を実践するために必要な事柄がたくさんあります。どれも大切な要素ですが、その前にまずは対象をどのように理解し、対象の生活をどのように捉えているのかを学生の言葉で語ってもらうことからはじまると考えます。

　「受け持ちの○○さんは、どんな患者さんだったの？」「受け持ちの○○さんは、今日1日どんな生活を送ったの？」。この2つともに、患者を理解するために重要な問いです。学生個々にレディネスが違います。コミュニケーション能力もさまざまで

す。自分の考えを主体的に相手に伝えることが難しい学生も多くいます。長い文章にすることも苦手とする者が多数です。そのため、学生のレディネス把握も複雑です。しかし学生を理解し個々の能力に応じた指導ができれば、自らの力で看護を考え、自らがしたい看護が実践可能か、またもっとよりよくする方法はないかと考え、学ぶことができると思います。

実習は学生と1対1で対話ができる場です。だからこそ多くの対話を通して見えてくるものがあります。教員との対話のなかで学生が自ら学び、わかったときに見せる表情の変化があれば十分です。その繰り返しの経験が学びを支援することだと考えます。

---

## E　実習指導者との連携を通し、自ら楽しむ

---

学生が患者さんに必要な看護を見いだし、実践するには、実習期間はとても短い限られた時間です。学生は最初から科学的根拠をもって看護が行えるわけではありません。受け持ち患者が決定してから、自分のもつ知識を総動員して、実習指導者や教員の助言をもとに、自宅で睡眠時間を削って、必死に患者の看護について考えます。ですが、患者の背景、病態・治療はさまざまで、たくさんの情報がうまく頭のなかで整理できず、患者さんの姿が捉えきれないと、いくら睡眠時間を削って努力しても、患者さんに必要な看護は見いだせません。専門的知識や経験知のない学生にとって、「こんな患者さん」なのだという理解ができれば、「こんな患者さんだから、こんなことをしてあげたい」と考えられるようになるのだと思います。ですから、専門的知識も経験知もある実習指導者や教員が、早い時期に、患者さんはどんな方なのかを、学生が捉えられるように問いかけ、丁寧に対話して、理解を助けることが必要だと思います。

そして、患者理解の場面の学びを効果的にするには、教員・実習指導者の連携が欠かせません。実習指導者は患者さんの姿を最もよく知っています。目の前にいる患者さんの全体像について適切に助言できる存在です。学生の**思考の整理を支援**するのは**教員の役割**です。実習指導者は主に学生が思考を整理し導き出した看護から優先すべきことは何か、どのような方法がこの場で可能なのかを考え、ともに実践する役割です。そのため実習指導では教員と指導者の役割分担と連携が不可欠です。実習での期待を実習指導者にいかに伝え、同じ方向に進むかが重要だと考えます。一貫した指導が学生に困難感を抱かせない方策だと考えるからです。

そのための取り組みとして、これから実習指導者となる臨地の指導者対象に研修会を通して、教育に理解をもってもらい、実習指導案をともに作成し同じ目標をもって指導できるようにし、また実習開始前には説明会を開きその実習についての理解を深めてもらうようにしています。そのような場を通して実習指導者とコミュニケーションをとり、連携しやすい環境や学生の実習場での居場所、温かく見守られている感覚が持てる場の確保をしています。これらも実習指導には欠かせないこと

だと思います。

　最後に。**学生とともに成長できること**が、教育のなかでとても大切なことだと考えます。学生の学びを通して教員も学ぶことができることが教育の楽しさだと、筆者は考えます。それがダイレクトに伝わってくるのが実習指導であり、実習指導の楽しさだと思います。

　教員になった当初は学生個々を理解し、学生のレディネスに応じた指導を行うことは見えていませんでした。筆者の23年の実習指導歴のなかで少しずつ学生個々に応じた指導が見えてくるようになりました。短時間の実習の中で、それぞれに違う学生に柔軟に対応することが、効果的に指導する方法だと考えます。そのために実習のはじめに「あなたの受け持ち患者の○○さんはどんな患者さんなの？」そして「今日は、○○さんはどんな生活を送られたの？」という問いが重要なのです。

　学生の最初に感じたものを大切にし、それを指導に活かしたいというのが筆者の指導の基本です。学生の思考は最初未完成ですが、経験を通して成長していく姿が見えます。その成長をともに感じることができれば教員も喜びをもって教育できると思います。学生の能力と成長をともに感じることができれば、実習指導はとても楽しいものです。これは多くの学生との出会いを通して筆者が学ぶことができたことです。

　「学生を伸ばす実習指導の方法」とは、学生が患者さんに寄り添い経験したことを大切にして、一緒に看護の意味づけを適切に承認することで、学生自らが看護について考え、実践していけるように見守ることです。指導者（教員・実習指導者）は、学生の変化や成長を信じることが、何より大切ではないかと思います。

　ここで有効な教育は、「教える＝上から方向を示す」というより、学生を信じて「サポート」する、ということではないかと思います。

（阿形奈津子）

---

**文献**
1）　井部俊子：看護のアジェンダ．医学書院，2016．

# 第 3 部

# 実習指導者が心がけている学生の学び

## グループインタビュー

池西　今日はお忙しいところをお集まりいただきまして、ありがとうございます。私は京都中央看護保健大学校（以下、本校）の前副校長で、池西と申します。今日は進行役を努めて参ります。

　自らも40年以上看護教育に携わり、臨地実習の重要性を実感するところですが、学生の様子も変わり、臨床の現場も様変わりしています。そのようななかで、"看護師にしていく教育"に欠かせない臨地実習をどうすれば効果的に行えるのか、について、臨地実習指導に携わってくださっているみなさまと一緒に考えていきたいと思い、この場を設定いたしました。忌憚のないご意見をお聞かせいただければうれしく思います。

　まずお名前と略歴、現職での臨地実習との関わり方について教えてください。

釜子　京都九条病院看護部課長の釜子と申します。臨地実習には統括という役割で、指導者たちの会議の取りまとめや各学校との連絡・調整を主に担当させていただいています。

田渕　蘇生会総合病院の介護療養型病棟で5年間勤めて、老年看護学実習指導者をしていた田渕です。2017年現在は、整形外科・脳外科病棟に移り、周術期看護を学生さんと一緒に行っています。

前川　2017年3月まで蘇生会総合病院看護部に在籍しておりました前川です。2016年度はICU病棟師長と外来師長を兼務して、成人看護学実習に位置づけられる「手術室・ICU」実習のうちのICU実習に関わらせていただきました。病棟師長でしたので、直接の実習指導というより実習指導者のフォローや実習環境の調整を主に担当しておりました。

小林　京都九条病院訪問看護ステーション「マム」の小林です。訪問看護に従事して15年になります。私自身が本校の卒業生で、この5年ほど在宅看護論の講義も担当させていただいていて、学生さんに関わる時間が多く

なり、学生から学ぶことも多いと実感するようになり、毎年の実習指導と講義を楽しみにしています。

――以上4名の施設側指導者に加え、学校側教員からも管理的立場の2名に、聴き手かたがたご参加いただきました。

石束　本校副学校長の石束と申します。20年近く精神科の実習指導に携わり、現在は学校側の責任者ですが、私自身も臨地実習指導をしていて、教育の手応えをたくさん感じていたので、今日はみなさんのお話を聞けるのを楽しみにしています。

阿形　本校の看護学科長の阿形と申します。私は、教員としてのスタートが実習指導教員で、まず3年間は実習だけに携わっておりました。実習指導は一人ひとりの学生の成長がよく見え、実習指導や教育の面白さがわかり、本当に専任教員をやりたいなと思ったのが今に至るきっかけです。

――釜子さんは病院と学校の調整、あるいは院内の実習指導者間の調整役割を担っておられ、前川さんは、病棟内の調整役割を担っておられ、田渕さんと小林さんは学生に直接指導をしていただいている、ということでお話をお聞きしたいと思います。教員との関わりは、釜子さんとは主に実習前後に、前川さん、田渕さん、小林さんは主として実習中に、それぞれ「実習効果を高めるために」ということでご相談を申し上げながら、実習指導にも関わっているという関係です。

---

## 1
## 実習指導に携わる契機
「あなたの"看護"を伝えてほしい」

――では、現在、社会の趨勢として注目されている在宅看護の指導をしていただいている小林さんから順番にお願いします。地域包括

ケアの基盤を支える人材養成の必要性が指摘されており、地域で働く看護職者を増やす必要があるのですが、卒業生側からみると、卒後すぐに訪問看護師になるには、訪問看護の実習経験も少なく、そのハードルは高く、また訪問看護ステーション側では新人を育てる教育システムが構築できていないところが多いという全国的な課題があります。小林さんは、卒業して何年で訪問看護に出られましたか？　そして、実習指導に携わることになった契機はどのようなことでしたか。

**小林**　私自身は看護師6年目に訪問看護師になりました。卒後は眼科に就職し、そのあと精神科で経験を積みました。慢性期の患者さんのケアに慣れていたため、在宅看護を始めてみると慢性期の利用者の方が多かったので関わり方にはあまり苦労がありませんでした。その後、卒業生として母校の教育目標もわかったうえでの指導ができるということで「後輩の育成をしてほしい」と母体病院の看護部から当ステーションに依頼がありました。実習指導を受けるにあたっては、在宅看護の実習指導自体が、まだまだ確立されていないときでしたし、私も訪問看護ステーションに勤めてまだ1〜2年くらいしか経っていなかったので、とまどいました。でも、まわりの職員も所長を除いて訪問看護の経験は私よりも少なく、「それじゃ、自分がするしかないか」と思いました。そのとき、学校から実習の説明にこられた先生が私の恩師で「あなた自身の経験や訪問ケースを通して教えてほしい」と頼まれ、少し気が楽になりました。

**前川**　私は、集中ケア認定看護師の養成課程に病院から行かせていただいて、ちょうど病院に戻ってきたぐらいのタイミングで、学校のカリキュラム改正で、ICU実習が取り入れられ、ICU実習はあなたが受けてほしいと上司に割り振られました。当時、副主任でかつ認定看護師になってということでちょうど適

任だろうとみなされたのではと思っています。ただ、それまでスタッフ指導の経験はありましたが、学生さんとはまったく無縁でしたので、とまどいはありました。ですが、スタッフ指導で一定の手応えを得ていたので、上司から言われたときは「来たな」と思い、「がんばろう」と思えました。臨地実習に関わるようになりかれこれ3年になります。いったん外来に異動していた時期には成人看護でなく、1年生の基礎看護学実習に関わらせていただきました。

**田渕**　私は、入職してから20年以上経ってから実習指導に携わるようになりました。急性期から介護療養型病棟に異動になり、そのタイミングでそれまでの指導者が退職されたんですね。当時、私は主任だったのですが、師長から「主任は研修に行かなくても学生指導はできるはずだ」と言われ、病棟にはパート勤務の方が多くて実際に指導ができる看護師は見渡しても私しかいない状況で、嫌といえない状況に追い詰められて受けたんです。実際、その次の年に、実習指導者講習会に2か月行かせていただくまではずっと「怖いな…」と思っていました。でも、講習会に行った後は、「何でも来い」と思えるようになりました。講習会で得た知識が自信をつけてくれたのですが、同時に、そのときの学校の教員が、今、振り返ると実習指導者としての私の「師匠」のような方で、とても助けていただきました。師匠に「どんなふうに、何を教えたらいいですか」と最初に聞いたら、「特別には何もないです。今まで現場で学んできたことをすべて学生に見せてくれたら、それでいいです」とおっしゃられたのが、強烈に記憶に残っています。「学生に教えるからといって、特別に構えなくていいんだ」と思え、その師匠（学校の教員）にあと押しをしてもらい、私は実習指導を続けることができたのだなぁ、と今は思っています。

釜子　私は卒業してすぐに、大学病院に勤務しました。そこでは、実習指導者といった職分はなく、学生の受け持ち患者を担当している看護師が指導につくという形式でした。そのため、看護師2年目から学生指導をしていたのですが、その日の学生の行動目標に合わせて、一緒にケアを行ったり、アドバイスをしたり、**自分が常にやっている看護をそのまま伝えるような指導**であったと思います。ですので、学生に関わってはいましたが、実習要項や学生のレディネスなどを十分に把握していたわけではなく、その日の現場対応を行うといった流れでしかありませんでした。4年前より現在の病院に勤務し、実習に関わるようになったのは昨年からですが、改めて学生の成長を支援するという視点で実習指導を考えるようになり、その大切さを実感するようになりました。実際に実習指導を行うわけではありませんが、実習目的を意識して特に気をつけて指導すべき点や、学校が示す実習総括から、今年度はここを注意して指導してみようなどの提案や評価を通して、実習指導者のサポートに努めています。当院の実習指導者の大半は、実習指導者講習会を修了していますので、その学びを活かし、悩んだりとまどったりしながらも、安定した指導ができているように思います。

> ### ▶ ポイント
>
> 　実習指導者は、決して自分から実習指導という役割を引き受けているわけでは**ない**ということです。ですが、上司から指名されたとき、他にはいない、あるいは、これまでの成果を認められたように思えて、納得して実習指導者を引き受けていただいていました。そして、引き受けたからにはがんばろうと前向きに実習指導に取り組んでくださっていました。

実習指導を引き受けた当初は、何をすればよいのか、とまどいや緊張を感じるようですが、実習指導は「現場の看護師はどう考え、どんな行動をとるのか」、それを学生に伝えていただくのが最も大切なことであり、「実際の看護をそのまま伝えること」でよいと思えたとき、少し楽に、実習指導に携われるようになるようです。

　一方、病院の看護部の立場からは「看護師を育てる、教育する」ということの自覚と責任感をもって、学校側の実習の目的や意図をしっかり理解するとともに、自施設の実習指導者によい実習指導ができるように、指導・助言をする役割を担っていただいていました。

（池西）

## 2
# 実習指導の醍醐味
### 「学生の変化がみられるのが実習指導の醍醐味」

前川　実習指導をやらせていただいて一番やりがいを感じる場は、私自身の認定分野が集中治療なので、やはりクリティカルケアです。最近、TVの医療ドラマでも救急やICUが舞台だと視聴率が良いなんて聞きますが、学生さんも何となくこの分野に興味をふくらませて来られることがあります。ただ、実際の現場というのはそんなドラマティックな対応だけではなくて、超高齢社会の反映として、「急変…この患者さんは身寄りもなくてどうしよう？」といった地味な困難に向き合うところからケアをはじめないといけないことも多いです。まずは実際のICUという場を知ってもらって、看護師がどんな処置をしているかを見てもらう。看護師は働いているときは必死ですから、見られていることに意識が向いていないものですが、（実習指導者の）私の目線としては大変面白い。学生さんの目が釘付けに

なるんですね。後から「あの気管切開時はすごかった」といった反響も出てきます。ただICUの実習指導期間は特に短いので、例えば学生が自分で患者さんに関わって、看護をして「ありがとう」という言葉をいただいて、やりがいを感じるといったことはできないんですけれども、学校で学んだケアや処置の実際はこんなふうに行われているんだ、という驚き、輝く顔が最終カンファレンスなどで出てくると、「ああ、よかったな」と思います。

── 「看護師さんってすごいな」という場面を学生が目の当たりにするなかで、そういう声が出てくるんでしょうね。

**前川** 学生さんは、自らが数年後に看護師という職に就いたときに、どういうふうに働くのかというのが、まだまだ在学中は見通せないと思うんですけれども、ICUに限らず実際の現場を見ることで、今後のキャリアデザイン、未来を心に描いていけるという意味でも、実習はいいなぁと思います。

ただ、なかなか若い患者さんで救命困難な事例には学生さんは関わっていただいていないので、そうした現実に起こっているリアルなケースで必須の心理的な側面やそのケアについては、率直に言って実習の現場で伝えるのは難しいです。阿形先生に教員の立場で実習カンファレンスに参加いただいているなかで、一緒に話をしていることですが、ICUではどうしても身体的な側面に特化しがちで、モニタリングして把握するバイタルサインなどの数字に目を奪われがちで、ベッドサイドなのにその患者さんを見ないという傾向があります。

看護師は、患者さんの一番近くにいる医療従事者ですから、患者さんや家族の思いなども、最終カンファレンスでは伝えるようにしています。「ICUといっても身体的なことだけがケアじゃないよ、全人的に看護をするんだよ」というところは、いつか思い出してくれ

るように忘れずに伝えています。

**石束** 学生の思考が実習の場で変化するときに私は喜びを感じるのですけれども、前川さんはいかがですか?

**前川** 最近ですが、ちょうど実習生が来られているときに緊急で透析をすることになったケースがありました。その学生さんが熱心で、休憩中だったのですが「休憩でも行きたいので呼んでください」と積極的に希望されて、医師が処置される現場に立ち会ってもらいました。そこで、1つひとつその処置について学校で教わってきたことを実際ではどうしているのか、説明しますね。学生さんのその目の輝きやリアクションを見ると、より学びが深まっているという感触があり、うれしくなります。

── ただ「見ててね」と言うだけでなく、実習指導者がその場で、その状況を説明することで、既習の知識がつながって、理解を深めることができるのですね。

**小林** 私は、単純に在宅看護が自分もとても楽しいんです。十何年やり続けていても一人として同じ症例がなく、毎回新しい気もちで関わっていかないとできないのが在宅看護なので、新鮮な気もちになれ、一人ひとりの変化が実感できることで「看護ってすばらしい」と思えて、毎日看護をしているので、学生さんにもその看護の楽しさに気づいてもらうことが何よりの喜びです。例えば、私が10年以上も長く訪問看護に行かせていただいている利用者さんのお宅では、病院では考えられないようなことがあります。私が顔を出すとパーッと利用者さんの表情が明るくなり、「ここに座って」と言われてベッドに一緒に並んで座って話を聞くこともあります。そんな様子から、一人ひとりの違いや訪問看護で、長年培った信頼関係の上になりたつ看護に感動する学生さんもいます。また、当たり前のことなのに、訪問看護師が専門用語などはまっ

たく使わず、わかりやすい言葉で相手がわかるように説明しているのを聞いて、看護師はこうでないといけないですね、と気づく学生さん、そして、そのことによって相手の行動が変わるのをみて、「看護ってすごいですね」と感動する学生さんもいます。

学生さんの実習期間は、正味11日間ありますので、最初の日から11日後の学生さんの変化がはっきりわかるんです。

私は実習要項に沿って毎週評価をするようにしていて、訪問中の場面を通して具体的な学びが実際の記録に出てきたら、そのことを学生にフィードバックしながら指導しています。「ちゃんと書けてたよ。これはわかってる証拠やで」と伝えると学生も嬉しくなって、次からもきちんと記録を出してくれるんです。そうやって理解を深めているんだなと思います。最後に「実習は楽しかったです」って笑顔で言ってもらえることが多いので、それを目標に私もやっているんです。

──前川さんと小林さんの指導の共通項として、学生が"楽しい"、あるいは"すごい"と目を輝かせる体験の提示が挙げられますが、多くの学生にとって実習は「つらい」ものというネガティブな印象があります。それは、学生にとって「いま現場で（看護師が）何をしているのかがわからない。看護師の思考・判断が理解できない」ことで、何を学ぶのか、実習の目的や意味を見失っているということでしょうか。

小林　そこですね。それと、学生は記録を多く出してきてくれます。評価する側としてはありがたいのですが、それが、学校側の確認したいことで、たくさん書いて埋めなきゃいけないというお仕着せの記録になってしまうのは残念だなと思います。実習で行く、その病棟、その病棟で必要な記録量を全体として調節する必要はあるんだろうなと思います。私が学生のときも記録、記録でつらかったで

す。

田渕　私は、指導者として実習中と実習後と、指導評価のときの3回に喜びを味わっていると感じています。例えば、老年看護学実習のときに、それまでまったく話されなかった患者さんが、（院内）カラオケ大会の機会に学生さんがマイクを向けてくれたことをきっかけにはっきりお話しになり、やがて経口食に移行できて驚いたことがあります。看護師ができなかったことを、学生が引き出してくれたんですね。実習で2週間病棟に来るなかで、その最初からの患者さんの変化を見ていて、その場面を私と学生だけじゃなくて、スタッフも介護福祉士も医師もご家族も、みんな一緒にその様子を見て、多職種全員で幸福感を味わえたという経験がありました。

あと、阿形先生と一緒の実習のときに、初めて良いフィードバックをもらって承認欲求が満たされたときのことが印象的です。「あのときの指導はすごくよかったですよ」と言われまして。自分としてはごく普通の当たり前のことで、そこを強調して教えようと思っていたことではないことをほめられて最初当惑しました。

──具体的にはどんなことでしたか？

田渕　実習前の学業成績を含めて少し困ったなと思う学生さんだったのですが、実習場で、「あなたのいいところはその笑顔なのよ」と言ったら、「私は、いつもヘラヘラしていて怒られてます」って言うから、「え？　それはあなたの強みだよ」と言ったら、俄然張り切ってくれて、実習での患者さんの信頼も厚く、何でも躊躇せずに「やります。やります」と。どこでスイッチを押したかわからないですけど、目が覚めたみたいで、それから今では、大きく成長しているそうです。その他でも、実習後に学生さんたちがどう成長したかを教員から聞くたびに、私が関わったのはほんの数日なのにとても嬉しいんです。励みになります。

釜子　私は、学生が実習という実践の場に出ているのに、**教科書を写すような学習にとどまっている**ように感じ、残念に思うことがあります。「背中を見て学ぶ」とは言いますが、短い実習期間で「言わなくても気づいてもらえる」ようにするのは難しいので、できるだけ、大切なことは言葉や形にして意図的に伝えるようにしています。周術期実習では、手術侵襲や術後合併症などを学んでもらいたいと思っていますが、術後経過が順調であると、手術侵襲による生体反応よりも術後のリハビリテーションなどに関心が向きやすくなってしまいます。ですので、学生が手術侵襲や術後合併症などに着目できるように、実習指導者が関わるように気をつけています。手術室オリエンテーションでの患者体験を通して、手術室での看護師の役割や患者の思いに気づけるような機会をつくり、術直後のICUでの実習を通して、**何事もなく回復しているように見えるのは、看護師が注意して関わっているから**だということが伝わるようにしています。

学生カンファレンスで「いかに術後合併症を防ぐか」についてディスカッションがされると、実習指導者たちは安堵します。実習指導者も実習目標を達成できたと感じるとき、「やっていて良かった、次もがんばろう」という気もちになるのだと思います。

■ ポイント ■

前川さんが述べられた「今後のキャリアデザイン、未来を心に描いていけるという意味でも、実習はいいなぁと思います」これは特に筆者の心に残る言葉でした。看護師にする教育、に留まらず、その先の自分はどんな看護師になりたいのか、未来に期待を膨らませることができるのも臨地実習の意義だと思いました。

実習指導の醍醐味は、自分たちの看護を見せて、語って、それを受け止めてくれた学生が示す反応、そして、そのことで学生に変化がみられたとき、に味わうもののようです。そして、それは自分の看護にも自信を与えてくれるもののようにも思います。同時に、実習目標の到達を意識して、手術室、ICUの看護師の協力を得るなど、ここまでの努力を実習施設がしてくださっていることに驚きました。本来の業務があるなかで、現場での負荷が大きいものになりがちな実習指導だと思いますが、学生の反応や変化を楽しそうに語ってくれる実習指導者の姿に、私は感動しました。

人が好きで、自分に求められたら、できることは喜んでする、というステキな指導者たちに感謝です。　　　　（池西）

---

**3**

## 実習指導で困る場面
「そんなときどうした?」

---

小林　私は、あまり困ったことがないんです。こんな学生が来るというのは事前情報でいただきますし、正直、その情報のなかで指導が難しいと感じる学生もいます。いざ接してみると在宅の場の多様性、面白さのせいか、学生さん自体が問題になることはないです。

ただ、**時間**のことでは問題が出てきます。訪問看護はどうしても時間が不規則になりがちなので、実習時間が長いのには、困ることがあります。午後5時頃までステーションに学生さんが残ると、こちらの業務に支障が若干出てくることはあります。「学生に聞かせたくない話」もわりとあります。例えば自殺未遂の連絡が入ったときなどは学生さんは興味津々になりますが、個人情報保護の観点から

聞かせられないこともあります。また、実習を受け入れている間はどうしても残業が増えます。スタッフ4人のうち1人が学生指導に時間を割くとなると、残り3人が出勤している日もあれば、2人の日もあります。そこで訪問時間が長いケースと重なると**学生に関わることができない時間**が出てきてしまうのも事実です。事前に想定できるので「この日は、私はあなたとぜんぜん話す時間がとれないから」と伝えておいて段取りよくはしているのですが、学生さんから「（放置されて）困るな」と思われているように感じるときがあります。

**──そんななかで学生の実習記録やカンファレンスの対応というのは、どのようなかたちで？　実習記録は持ち帰りですか？**

**小林**　当ステーションでは記録を持出し禁止にしていますので、やっぱり自分の昼休みの時間を充てています。食事を急いで済ませて学生さんの記録を読んでいます。学生さんたちは記録で貴重なことを伝えてきてくれるので面白いですし、苦ではないです。カンファレンスの時間は、学校の先生たちが何か所も掛け持ちされているので**他の事業所との調整**がすごく難しいです。そのなかで前もって早めに時間を調整・確保しています。いちばん気を遣うのは、スタッフの勤務調整ですね。最終カンファレンス日の出勤者は特に調整をしています。

**前川**　当施設のICUに関しては、記録は後から持参いただいているので、リアルタイムで書かれているのをすぐ拝見することはないです。読む時間は、現場で働いているときには取れないので、すべての実習が終わったあとで学校側からまとめていただいて、管理業務が終わって確認するときに一括して読ませていただいています。

**──その業務や指導というのはボランティア？　ストレスになりませんか？**

**前川**　ボランティアですね。私は師長業務が

ありますので、臨地実習指導者が別にいて、おおかたその指導者が記録についてもチェックをして、「こういうふうな記録でした」と下見してくれたのを私が改めて見ているので、記録の実際を味わうといいますか堪能するほど読めてはいないんです。私は「まとめ」の部分を重点的に見させていただいています。ただ、そのなかでも、自分がカンファレンスでお話しした内容が、学びとしてしっかり書かれていたりすると嬉しいです。「ちゃんとこうして学んでいるんやな」と感じられるので、あまりストレスとは感じていないです。うちにせっかく実習に来てくださっているので、少しでも学びがあったのならよかったなと考えています。

そのうえで、悩みとしては、近年の学生の傾向なのかもしれませんが、**何を学ぼうとしているかが見えてこない学生**さんがけっこう多いようです。先ほど「無難」という言葉が挙がりましたが、卒業の単位を取るため仕方なく実習に来ていますと淡々とされていて「現場で何が学びたいの？」と聞いても、明確に返ってこない。「え？　あ、『ICU実習』に来ているので……」と具体的な内容が出なくて受け身な傾向が大きいと感じています。

実習指導者と話をすると、そういう学生さんが多く来られているときは、やはり**実習指導者のモチベーションもすごく低い**んです。実習指導者になっている看護師も、上司から「やりなさい」と言われて渋々引き受けている状況もあるわけですが、それでもやる以上は責任をもって、「学生さんにこういうことを伝えてあげたい」「やってあげたい」ということを初めは言ってくれるんです。でも、学生さんのほうが「別に…」とやる気がない感じだと、指導者も、「そんなんやったら、もういいかな…」となって、なかなかうまくいきにくいです。患者の選定もいろいろ考えますが、正直難しいです。ICUや手術室での実習はグ

ループ制なので、できるだけ主体的に動ける学生とそうでない学生をペアにして、その子に「こんなことが見たい」とかいうことを発言してもらってもう１人を引っ張ってもらえないかなど組み合わせは考えます。でも、それがすべてうまくいくわけではなくて、臨床ではつきものであるハプニングが起きて両方ともテンションが下がるといったケースもありました。

ただ、面白いのは、私は２年生対象に学内講義もさせてもらっていて、そのうえで３年生のICU実習を受け持っているんですね。そうすると去年の講義時にやる気なく寝ていた学生たちのことも覚えているもので、といっても、よほどでないと注意もせず、「講義が面白くないんやな」と思って受け止めていた同じ学生さんが、実習では活き活きしていることがあるのです。学校側でもさまざま組み合わせを考えておられるのを感じて、グループごとの違いが顕著なのが面白いですね。

**田渕**　学生を教えていると、他のスタッフに比べて受け持ち患者数が減るので、申し訳ないなぁという思いがあります。**同僚への気がね**ですね。それでも空き時間には病棟内で他のスタッフのフォローもできるようにと思うのですが、なかなかそこまで余裕がなく、実習指導業務を負っている私たちの仕事が終わるほうが断然遅いです。周囲の声も気になりますし、そこにジレンマを感じます。以前、池西先生から**「学生さん３人を教えられているなら、『学生３人、患者さん３人、私は合計６人ケアしてます』と主張されたらよい」**と言われて、なるほどと思ったけれども、病棟ではそこまで言えなくて、「…そういう解釈もありうるから、気もちを楽に持ちましょうね」と、一緒に実習指導に携わっているスタッフとは話しています。いざ実習が始まってしまえば良いことがたくさんあって、「実習を受けて良かったなぁ」となりますので、「困った

な」とはあまり思わないのかもしれないですね。

私たちが**後輩の指導をするのは、やっぱり未来の看護のためであって、自分たちだって将来、良い看護を受けたいからと言ったらおかしいですけれど、数日間３人学生さんが来るから大変だという心の狭いことではいけないなあという気もち**があります。

**──**学生は学生で本当に指導者さんやスタッフのことを臨地でよく見ていますから、素敵な看護師に出会ったら「ここで働きたい！」とすぐ響いていますね。すぐ後輩として入職するケースも多いので、長い目でみると自分たちに戻ってくるものかもしれません。釜子さんのように管理的な立場で関わられるうえでは、スタッフ間の調整が難しいということはありませんか。

**釜子**　当院の場合は、**看護部長**が実習指導にも力を入れていますので**「実習指導をすることは大切な業務の１つである」**との認識が職場に根づいており、調整が難しいと思うことはあまりありません。看護部長には、実習状況や学生の体調などについてタイムリーに相談・報告するようにしています。学生の数が多い場合などには、実習指導者のみの指導では行き届かないこともあり、かといって、さらにスタッフが指導に携わってしまうと、病棟業務に支障が出る可能性があり、そのようなときには、あらかじめ部署の管理者に状況を伝え、日勤勤務者を増やしていただくような調整をお願いしています。実習環境にこのような配慮があると、実習指導者のモチベーションが上がりますし、落ち着いて指導を行うこともでき、学生にもよい影響を与えます。私が、このような依頼ができるのも、実習指導に対する看護部の方針や職場風土があればこそのことと思います。

困ることといえば、少し態度などに問題のある学生の実習において、実習指導者が前向

きに関わっていても、実習指導を十分に理解していないスタッフが、学生に対して批判的になってしまうということが、まれにあることです。そのような場合には、実習指導者から報告を受けると現場に出向き、スタッフから話を聞き、実習目的などを伝えて理解を得るように努めています。それは実習指導者には少し荷が重いことでしょうし、総括の役割でもあると考えています。

実習指導には大変なことが多くあります。それを克服して、学生は実習目標を達成し、指導者は大変だったけど、実習指導してよかった、と思えるようになるには、次のようなことが大切です。
①実習指導は、自分たちの後輩を育てることという認識に基づき、病院全体で実習指導環境を整える、そのような風土がよい指導の必須要件です。
②そのうえで、今回お集まりいただいた指導者のように、実習指導を楽しいと思ってもらうこと、これは多少の時間がかかることです。周りからの承認、学生の反応などが指導者のやりがいにつながり、楽しくなってくるのでしょう。さらに田渕さんのように「後輩の指導をするのは、やっぱり未来の看護のためであって、自分たちだって将来、良い看護を受けたいから、数日間の学生指導が大変という心の狭いことではいけない」という思いになっていただけるのはとてもうれしいことです。
③教育は、指導者と学生の相互作用により成立するものです。学生の意欲の低下が、指導者のモチベーションを下げることもあり、指導者の厳しい目が学生の伸びる芽を摘むこともあることを理解しな

いといけないと考えます。その場合は、当事者間ではなかなかよい解決の道が見いだせない場合もありますので、学校の教員、あるいは、釜子さんのような病院の統括指導者と相談しやすい環境づくりが必要です。
（池西）

---

## 4
# 学校・教員への改善要望
### 実習前も後もコミュニケーションが肝

**田渕** 私は、教員の先生と現場の師長との「三位一体実習指導」というように捉えて、私自身の実習指導が行き詰まると、先生に相談をして、次の対策を立てていくようにしています。ですが「そうだよね。この学生ってそうなのよ」で終わってしまって、ではどうしようという作戦会議ができない先生がおられたときはすごく困りますね。同じように師長でも相談相手にならないときも困ります。私だけの切り口ではうまくいかないですし、違った切り口でアドバイスをいただけるとパッと打開できるときがありますし、一緒に「大変だね」って受容共感してもらうだけではどうしようもないです。

**小林** 実習に出る前に、できたら学校側で整理しておいてほしいなっていう問題を実習中に聞かされることがあります。ある男子学生に実習中に「本当は医師になりたかった」と言われたことがありまして「ああ、そうなんや。じゃあ、どうしようか。でも看護師になりたいんだよね」と尋ねたら、「医師になれないから、じゃあ看護師で…」と返事されたんですよ。「なりたいなら、とりあえず必要なことはしてね」と指導を続けていたら、「医師より看護師のほうが難しいということに気づいた」となって、実習はクリアしたんです。ただ、その後学校は辞めたと先生から聞きまし

た。

在宅では政治や社会関連の話題が出やすいせいか、経済まで絡めてあれこれ話し出す学生さんもいて、面白いことを言うなと思って聞いてみると、**一般の大学を卒業してから来ている**んですね。視点が違うんだなと思って、そこはそれで認めながら対応しています。

——現在、定員の半分ほどが社会人出身学生という専門学校もありますし、それぞれの背景にあった対応や力の引き出し方も必要でしょうね。

**釜子** それぞれの背景という流れで言いますと、**メンタルに問題を抱える学生**の場合での情報共有についてです。学生の様子がおかしいので、指導者が心配して尋ねると、そこで通院加療中だとわかることがあります。また、その事実を実習指導者に伝えたことが負担となり、実習を休んだというケースもありました。個人情報保護もありますし、事前に共有することは難しいと思いますが、そのことがわかっていれば、もう少し配慮ができたのではないかと感じることはあります。

事前に伝えることで先入観を持たれたり、特別視されたりするのではないかと不安に感じることもあるでしょうから、すべて情報共有することがよいとも思いませんが……。

**田渕** それは私の施設でも苦慮するケースです。比較的その疾患が重症な学生さんほど自分から言ってこられないという印象がある一方、それほどでもないなという学生さんのほうが、守ってほしいという思いもあるのでしょうね、「実は…いつも持ち歩いている薬があるんです」といった自己申告をしてこられることもあります。学校側からの事前情報にないので、やっぱり現場はとまどいますね。なかには、実習グループの顔写真を病棟に貼って、自己アピールを学生自身で書くところに「こんなことは言わないでください」とも書くらしいんですよ、トリセツ（取扱説明書）感覚

ですね。

**小林** どこまで応じればよいかですよね。また、**学生どうしで個人情報を知られたくない**という場合もあるようです。同じ実習グループメンバーから、「私」がどう見られているかというのを学生さんが非常に気にしているというのも、場面場面でよく感じます。正直、二人実習を受けているなかで一人が優秀で、もう一人がそうでもないときに、あからさまに指導量を増やすとどんどんプライドが傷ついてしまうといったことにはすごく配慮しています。だから、複数の学生といるときには黙っているけれど、1対1で指導するときにはとてもよくしゃべる学生はたくさんいます。**「個別指導のほうが効果的だな」**と思う瞬間があるわけです。

——ところで、学校も組織で病院も組織なので、そうした**組織どうしの連携の仕方が重要**になる局面もありますね。それは、学校側が重々配慮しなければならないことだと思います。代表して釜子さんにお聞きしたいのですが、実習を受けるというのは、施設にとってどういう意味があるでしょうか。

**釜子** 実習は、これまで培ってきた知識を組み合わせて実際に使う実践の場であると思います。実習の場だからこそ学べることがありますし、看護師になるためにはなくてはならない学習でもあります。しかし、それは実習の意義を理解し、場を提供する施設がなければ行うことができません。ですので、実習を引き受けるということは、**良い看護職を育てるという社会貢献**であると思います。また、学生指導を通して実習指導者が成長することは、ひいてはその**施設の人材育成**にもつながります。私は最初の実習指導者会議で、実習指導者に「どのような実習指導者でありたいと思うか」と問いかけました。学生の評価はできても、自分自身の実習指導者としての評価を行うことは簡単ではありません。学生に「ど

のような指導が提供できる実習指導者であるべきなのか」ということを意識すると、目的をもって準備を行い、実践したことを評価するというプロセスを踏むようになっていきます。学生指導を通して、自分自身の看護を振り返り、それが、いずれは看護の質の向上にもつながり、病院全体の質にも結びつくようになると思います。実習指導では、単に学生の指導ではありますが、学生は数年で新人看護師となるので、これからの新人看護師の傾向を知る機会でもあり、新人看護師の指導をどのように行うべきなのかを考える材料にもなります。実習指導を通して、人を育てることができる看護師が育まれ、職場に良い土壌を作り、その中で育った人材がそれぞれの能力を活かし、組織を活性化していくことを目指して、やりがいを持って、看護部全体で実習指導に取り組んでいます。

　最後に、当院の実習指導者は、最終カンファレンスに合わせて、受け持ち患者に感想を聞いておき、「最初はすごく緊張していたけれど、いつもそばにいてくれて心強かった。いい看護師になってね」などのメッセージを学生一人ひとりにカンファレンスの場で返す取り組みをしており、そこから学んだことがあります。学生は実習を通して、受け持ち患者とのコミュニケーションを図り、信頼関係を築いていきますが、未熟な学生の立場ではできることも限られていますし、かえって患者に迷惑をかけてしまうこともでてきます。そんな申し訳ないような、情けない気もちでいるときに「あなたがいてくれてよかった」という一言を聞くことは大きな価値があり、**誰**

かに必要とされた経験がこれから看護師として働いていくうえでの動機づけになるのではないかと感じています。そのような経験は実習の場でしかできないことですので、多くの学生が経験できるように、これからも努力していきたいと思います。

——ありがとうございます。司会としては、学校教員側と施設指導者側のこうした対話の場が大事だといつもつくづく感じています。みなさん、学生の変化を楽しみにご指導いただいている方々なのが頼もしいです。コミュニケーションでつながっていくというのが大事なんだなということを改めて思いました。

（2017年収録）

▶ ポイント ◀

　ここで話題に挙げられた「実習指導者のとまどい、学校への改善要望」については、学校が真摯に受け止めなければいけない内容が多くあります。その改善の方法は、一にも二にもコミュニケーションです。実習指導者が困る学生のタイプは、①看護師になるというモチベーションが低い学生、②メンタルな問題を抱える学生指導、などです。そして、学生の情報をどこまで共有可能か、ということも大きい課題です。実習指導に影響するような問題（心理、考え方などですが、やはり判断は難しいですが）などは情報共有が必要でしょう。学校と病院、学内の教員間のコミュニケーションの問題もあるようです。

（池西）

# グループインタビューを振り返って

　私自身、看護学生の頃を思い返すと、どちらかといえば臨地実習というものは苦手でした。ですが、そのことは卒業して10数年経った今でも覚えています。自分なりに精一杯考え努力した結果、学校の教員や実習指導者から褒めていただいたことや、患者さんから感謝の言葉をいただけたことは自分の励みになっていました。看護学生が各論の臨地実習へ赴く頃には、成人になっています。その成人の学習者が効果的に学習を行うには、「やらされる」学習ではなく、「自主的に学ぶ」学習の姿勢が必要だと思います。その姿勢を持たせるには、モチベーションをいかに上げるかが指導においては重要だと考えています。できていないことをただ指摘するだけでは、臨地実習にネガティブなイメージを抱き、効果的な実習にはなりえません。「その考え方いいね！」などできていることを明確に伝え、「それをより良くするためには、あなたはどうしたらよいと思うのか、私ならこう考えるけど、あなたはどう思うか」というように伝え、看護学生が臨地実習に対しポジティブなイメージを持ち、自主的に学んでいけるような関わりが実習指導者には求められると考えています。臨床の現場に対し苦手意識を持たせるのではなく、看護の楽しさや大変さを臨地実習で体験し、看護師の免許を取得した際には、専門職業人として羽ばたいていけるような関わりを私は一番大事にしていましたし、これからも教育に関わっていくときには大事にしていきたいと思います。

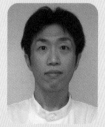

前川義和

　私たち実習指導者は、決められた期間のなかで、それまで関わりのない学生に指導を行っています。そのため、一方的で押し売りのような指導になっていないだろうかと不安に感じることや、気になる学生がどんな看護師になったのだろうと思いを馳せることもあります。実習指導は断片的な関わりでしかなく、その成果を実感できるまでに至らず、また、実習指導者が自身の指導力を客観的に評価される機会もさほどありません。これで良かったのだろうか、もっとできることがあったのではないかという思いは、実習指導だけでなく、看護をしていても常に思うことではあります。その答えに正解はないのかもしれませんが、学校と実習施設がうまく連携できていれば、フィードバックにつながり、実習指導者自身が自己の振り返りとともに成長していく契機になります。今回のインタビューを通して、学校と実習施設が「Win-Win」な関係を構築できるよう意識していることの大切さを実感しました。これからも、充実した実習指導の場を提供できるよう努力してきたいと思います。

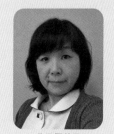

釜子優美子

いつも、実習の最後には学生に「楽しかったですか？」と尋ねます。「はい！楽しかったです」という返事に、私は嬉しくなります。自身が日々感じている"看護は楽しい"が伝わったかな、と私の目標も達成です。私の時代と比べ、今の学生さんたちはたくさんのことを学んできます。そんな学生さんに私が教えていることは、学内での学びを看護実践でどのように組み合わせて活用するかという方法論が主です。今の学生さんたちは、とても素直で賢く、教えたことをすぐに吸収し、反応も良いです。そんな学生たちの反応にすぐに応える…を繰り返す指導を実施しています。でも、実習指導者となった当初は、学生指導の悩みを看護部長に相談したことがあります。部長は「学生さんは可愛いわよ〜。私にとっては未来だし、楽しみなのよ」と、笑っておっしゃられました。そのときはそんなふうにはまったく考えられなかったし、意味もわかりませんでした。でも、年を重ねた今ならわかります。学生さんたちは、数年後には同僚となり、数十年先にはお世話になる看護師になっているかもしれない、ということです。そう気がついてから、学生さんに"安心して任せられる看護師さんになってほしい"と期待をするようになり、指導も変わりました。

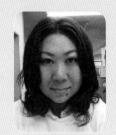

また、学生さんが可愛いと愛情もわくようになりました。実はこれがとても重要な気がします。学生が安心して自信をつけながら成長できる実習を目標に私は学生に向き合っています。これからも未来の看護師に期待をして、可愛い後輩の指導を続けたいと思います。今では、学生指導に関わらせていただいていることに感謝しています。

小林厚美

　他の実習指導者は、どんな指導をされているのだろう、効果的な実習指導とはどんな方法なのだろうと思い悩みながら、実習指導を行ってきました。本書でこのような形で、長年実習指導に携わってこられた方々と意見交換するチャンスに恵まれ、皆さんの熱い看護観をお聞きし、私はまだまだだなあと感じつつ、これは取り入れていこうと思った指導方法もありました。こうして、さまざまな場所で働く指導者たちとざっくばらんに意見交換できる機会があれば、日頃の悩みの解消、モチベーションのアップにつながるのではないかと感じました。

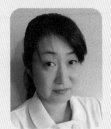

　実習指導者の役割は、実習環境の調整（ソフト・ハード面ともに）と、患者さんの良い変化を学生とともに目の当たりにし、一緒に喜んだり感動したりすることだと思っています。日々の忙しさに追われ、本来の役割を忘れそうになることもありますが、【看護はすばらしい・看護は楽しい】という原点を伝え続けていきたいと思います。

田渕祐子

# グループインタビューを終えて
## 〜看護観を育てるとは〜

　学校で学んだことを臨地実習で活用し、さまざまな体験を通して、より人間が磨かれ、看護実践者として成長していく学生たちの変化に新鮮な驚きを覚えます。そして、その変化を目の当たりにするときが、教員として最も嬉しい瞬間です。その背景には、実習指導者の方々のたゆまぬ努力がありました。そして、実習環境を整えてくださっている実習施設の皆さま方のおかげと心から思う次第です。

　本章で登場いただいた4人の皆さまは、日頃からとても熱い指導で、教員の私たちが学ばせていただいている方たちです。さすがに、今日のインタビューでも、納得のいくうれしい言葉をたくさんいただきました。読者の皆さまはどのように感じられたでしょうか？　初めて実習指導者を引き受けられたという方は、このようにうまくいくだろうか？　新人の教員は、このようにうまく指導者たちと信頼関係を結べるのだろうか？　と心もとなく思われたのではないかとも想像します。

　筆者たちも、実習指導を始めたときは、校内での授業や会議や担任業務もあり、至らないことばかりで、まさに身を切られる思いで実習施設を後にしたことが何度もあります。しかし、あるとき実習施設の師長さんが「先生はすごいね。学生が必要としたときは、必ず学生の傍にいるね」「そんなに、肩ひじを張らないで私たちに頼ってね」という言葉をかけてくださいました。そのとき、目が覚めたような感覚で「そうだ」と思いました。私一人ではない、皆で、私たちの後輩、地域に貢献する看護の専門職を育てているという考えにいきつきました。

　眼前の忙しさや、私的な感情はやむを得ません。職場の風土に影響を受けることもあります。それでも、「人の役に立つこと」「人から求められるとうれしいこと」「自分の関わりで人が変わることの喜び」これは"人"として、"看護師"として、格別な喜びです。志を高く、看護師であると同時に、指導者として、教員として、その自覚と覚悟のうえで、協働して学生を育てたいと心から思います。

（池西・石束・阿形）

第 **4** 部

臨地実習の評価

# 臨地実習評価の考え方と方法

　最後の部として、臨地実習の評価をお届けします。多くの方が難しいと感じておられるテーマだと思います。間違いなく難しいです。ですが、評価は学生の学習到達状況を測り、課題を明確にする機能があり、学校教育においては、その結果を成績（評定）として残す必要もありますので、重要かつ不可欠なものです。しかし教育評価というのはそれだけでなく、それらの結果と自身の教育活動を振り返り、改善していくためのものでもあります。学生にとっても、教員にとっても、学校にとっても、次につなげるために重要なものです。評価を"評価"する基準ともいわれる「妥当性」「信頼性」の観点から評価の質をいかに担保するかが課題であり、臨地実習評価においては、ことにそれが難しいと実感しています。

　そこで、まず教育評価の基本的な考え方を確認し、どのような評価がその質担保につながるのかを考え、臨地実習評価の実際を紹介して、そのあり方をともに考える機会にしていきましょう。

【池西】

## A　教育評価とは

　教育評価とは、学生を"値踏み"するものではなく、学習の成果がどの程度学生に現れたかを観るものです。それは自らの教育を振り返ることにほかならず、よりよい教育をめざす活動といえます。

　教育評価は、次のようでありたいと筆者（池西）は思います。

1）学習者を活かすもの（育てるもの）でなければならない
2）その結果のみでなく、その過程を重視するものでありたい
3）学習者の自己評価も重要なもの、成人の教育においてはなおさらである
4）評価は、その結果をよりよい教育実践に役立てるためのものである

　したがって、教育評価の対象と内容は表 4-1-1 のようにまとめられます。

　同時にここで使う用語の「測定」「評価」「評定」についても確認しましょう。

　「**測定**」は、学習効果を正確に、量的に把握するために、客観的な基準を用いて、データを収集することをいいます。

　「**評価**」は、教育の目標に向かう学習者の変化に関心を寄せて、測定結果に加えて、量的に評価しにくい態度・行動（技能）・表現などの成果を、教育目標に合わせて、価値的な規準も取り入れ判断することをいいます。

表 4-1-1　教育評価の対象と内容

| 誰か/何を | 学習成果を | 授業（臨地実習）を |
|---|---|---|
| 教員が | 学生の学習成果評価 | 自己評価 |
| 学生が | 自己評価 | 学生による授業（臨地実習指導）の評価 |

　「**評定**」は、評価に基づき、評価の結果を一定の基準に沿って、価値・等級などを決めることをいいます。

---

## B　教育評価を"評価"する基準——妥当性・信頼性

---

　評価は、学習成果を測り、自分の教育を振り返り次につなげるものですので、適切に行われないと評価する意味がない、と筆者は思います。ですので、教育評価を"評価"する基準に則って評価を観る必要があります。教育評価を"評価"する基準とされるものに、評価の妥当性・信頼性があります。妥当性・信頼性が一定水準、担保されているよい評価をめざさねばなりません。

### (1) 評価の「妥当性」

　評価対象をどれほどよく測れているかを示す概念[1]です。

　身長を測るのに体重計に乗る人はいません。このように、測りたいもの（学習成果）の内容によって測るツールを適切に選ぶことがその要件といえます。看護師国家試験は、看護師に必要な知識の習得を測るには妥当性がありますが、看護実践能力を測れるツールか、といえば決してそうではないと思います。国家試験の模擬試験では高い得点を得る学生が看護実践に優れた能力をもっているか、と言われると、決してそうではないということはよくあります。逆もあります。看護師に求められる知識の定着を測るには国家試験は妥当ですが、看護実践能力を測るには、国家試験では難しいものがあります。

　看護実践能力を測るのに、最も妥当なのが臨地実習評価だと筆者は思います。それゆえに、臨地実習評価を看護基礎教育では大切にしてきました。

### (2) 評価の「信頼性」

　評価対象をどの程度安定的に測れているかを示す概念[1]です。

　誰がいつ測っても同じ結果が出る、ということです。つまり、評価の精度をみる視点、と考えます。そして、この信頼性を担保するのが臨地実習評価の難しいところです。変数（違うところ）が多すぎることが信頼性の担保に影響します。

　例えば、同じ病棟で同じ目標で実習をしていても、学生 A さんの担当する患者 B さんは回復期で、午後のお散歩を楽しみにしています。毎日お散歩にお連れして、B さんはだんだん意欲的になられました。一方、学生 C さんは肝硬変の非代償期にある患者 D さんを担当しました。学生 C さんは、腹水が貯留して、倦怠感を訴える D

さんにいろいろなケアを考えてはいますが、状態が日々変化して、何も援助ができません。このように、受け持つ患者さんの状態の違いも評価を一定のものにすることを困難にする要因の1つです。もともと看護実践能力は、信頼性の担保が難しい態度や価値の評価を含みますので、それを評価する教員や実習指導者の見方も異なり、誰が、いつ評価しても同じように評価できる、という「信頼性」の担保が困難になります。

つまり、臨地実習評価は「看護実践能力」を評価するには妥当性が高いものです。しかし、臨地実習の特殊性や看護実践能力における量的に評価しにくい部分の評価に重要性があり、信頼性の担保がなかなか困難といえるでしょう。

## C 臨地実習評価の特徴を踏まえた パフォーマンス評価とルーブリック、 チェックリストの併用

前述のように、臨地実習評価の特徴は、学生一人ひとり受け持ち患者は違い、そのうえ、受け持ち患者の状態の変化もあるなかでの患者−看護師関係や看護現象を評価対象とするため、量的には評価しにくく、信頼性の担保が困難であること。しかし、看護現象そのものの評価であり、看護実践能力評価を臨地実習で行うことの妥当性は高いものであると筆者は考えます。

それでも適切な評価のためには、妥当性を維持しつつ、信頼性を担保する努力が必要です。信頼性を少しでも高めるための評価の方法について考えてみましょう。

評価の方法には図4-1-1のようなものがあります。

図4-1-1をまず左右で大きく分けると、筆記試験と実演による評価法があります。臨地実習での看護実践能力評価は、実演（パフォーマンス、図中右側）にその中心部分があります。さらに上下で分けると、単純なものの評価と複雑なものの評価に分けられます。臨地実習での看護実践能力評価は、患者の状態に応じて、知識・態度・思考・技術などを駆使した実践を評価します。例えば、手順通りに清拭を行うという単純な技術（実技）テストとは違うものですので、複雑なものの評価を行う、ということになります。

さらに、国家試験のように示された選択肢から選ぶ客観テストを除く評価は、自分の理解を自分なりに表現する―表現方法は筆記でもよいし、作品を作る、あるいは実演で表現することも含めた広い意味の**パフォーマンス評価**です。さらに、パフォーマンス評価の下側、複雑な課題に位置するのが**パフォーマンス課題**です。パフォーマンス課題とは、「複数の知識やスキルを総合して、使いこなすことを求めるような複雑な課題」[2]をいいます。臨地実習は、「担当した患者によい看護を行いなさい」というようなさまざまな要素が絡みあうリアルかつ複雑な課題ですので、「パフォーマンス課題に基づくパフォーマンス評価」を行うことで、評価の妥当性が担保できると考えます。

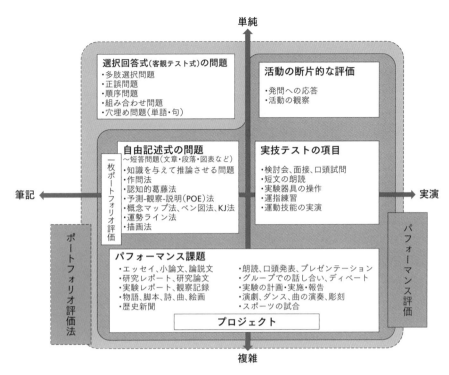

**図 4-1-1　さまざまな評価方法**
〔西岡加名恵, 田中耕治（編著）:「活用する力」を育てる授業と評価・中学校. p9, 学事出版, 2009. より〕

## （1）ルーブリックの理解のために

　パフォーマンス課題に基づくパフォーマンス評価は、量的な評価ではなく、質的な評価です。質的評価の信頼性を高めるために不可欠なのが、ルーブリックです。態度などを含めて複雑な課題を評価しようとするとき、評価する側の価値観なども入るなか、信頼性の担保は難しいものです。そのため、ルーブリックが必要になります。

　ルーブリックの理解のために、まず評価の規準・基準、尺度について説明します。

### ①評価規準（criterion）

　質的な評価の観点、評価規準は教育目標に準拠するもの、学習者につけたい能力や期待したい姿を具体的に記述したもの[1]

### ②評価基準（standard）

　上記の規準をどの程度達成できているかの到達度の度合いを示したもの、規準を一層具体的に、段階的に示したもの[1]

### ③尺度（scale）

　到達度の度合いをレベル（数）として表現したもの

表 4-1-2　評価規準「対象と援助的関係を構築することができる」のルーブリック

| 規準 | レベル 4 | レベル 3 | レベル 2 | レベル 1 |
|---|---|---|---|---|
| 対象と援助的関係を構築することができる。 | 患者に寄り添い、関心を寄せていることが患者にも伝わり、よい関係を構築できている。同時に、必要な説明責任を果たし、患者の自己決定を支援することができている。 | 患者に寄り添い、関心を寄せていることを表出し、概ね患者とよい関係を構築できている。同時に、必要な説明を行い、患者の理解は得られているが、患者の自己決定を支援することについては十分ではない。 | 患者に寄り添い、関心を寄せていることを表出するものの、よい関係構築にはまだ課題がある。また、説明責任を果たす努力は認めるが、結果として十分に説明責任が果たせず、自己決定の支援もできていない。 | 患者に寄り添い、関心を寄せることができず、関係構築ができていない。また、説明責任を果たそうとする努力がみられない。 |

　そして、**ルーブリック**とは、質的な評価の採点基準（「評価指針」とも表現される）となるものです。それぞれの評価規準に対する尺度を設定し、その尺度の典型となる説明を記述した評価基準を示し、学習者のパフォーマンスを評価するもので、通常は表の形で示されるものです。筆者が作成した「対象と援助的関係を構築することができる」を評価規準（目標）としたルーブリック（表 4-1-2）をみていただくと理解しやすいと思います。ここで尺度は、4・3・2・1 と 4 段階のレベルにしました。5段階、3 段階でもよいのですが、筆者は 4 段階が作りやすいように感じています。ここでは 1〜4 という尺度を決め、そのレベルごとに何がどの程度できればよいか、を記述語で表し（評価基準）、それを表に示したのがルーブリックとして記述を進めます。

## （2）ルーブリック作成の注意

　ルーブリックを作成するときに、筆者が気をつけていることが 3 つあります。

　①基準は、そのレベル差が明確になるように、同じ観点で一貫してその差異がわかる記述を心がけること。そのため、規準について大切な**キーワード**を抽出して、その**キーワード**をできるだけ落とさずその変化を記述するようにする。

　②可能な限りレベル 4 とレベル 3、あるいはレベル 3 とレベル 2 といった**レベル間の質の差は等間隔**になるように心がけること。

　③レベル 1 は不合格に該当するものであり、学習前の学生の状態を表し学習成果が見えない状態とする、4 つのレベルの場合はレベル 3 が科目目標の概ねの到達、レベル 4 はすぐれて到達、レベル 2 は目標到達状況に一部課題があるものの、不合格とはいえないレベルとして、基準の設定をしていること。

　ルーブリックの記述語を書くときに、何が、どのようにできればよいのか的確に表現できると、学生にとっても教員・実習指導者にとっても、フィードバックが可能で、教育評価としての機能を十分果たしうるものになると実感しています。その

ためには、ルーブリックを活用し、その結果で改善点を確認し、ルーブリックの信頼度を上げるための検討を重ねる必要があります。まずは作成して、活用しつつ評価する者どうしの話し合いが重要だと思います。そうすることで、信頼性の担保が困難な、見えにくいものの評価（態度など）や質的評価の信頼度を上げ、教育評価としての機能を十分果たしうるものになると考えます。

　以上のように、質の評価、複雑な課題の評価にはルーブリックに基づく評価が必要ですが、**それでも客観テストのような信頼性は望めません**。そこで、他の手段も検討して、臨地実習における信頼性の担保にむけた努力が必要です。

## D　信頼性をさらに高めるための3提案

　臨地実習評価の信頼性をより高めるために、ルーブリックの活用以外の方法にも注目したいと思います。筆者は以下の3点を提案しています。

（1）ルーブリックとチェックリストの併用で信頼性を担保する。
（2）形成的評価、自己評価を積極的に導入する。
（3）ルーブリックに基づく質の評価は、教員、実習指導者の間で合議する機会を作る。

### （1）ルーブリックとチェックリストの併用で信頼性を担保する

　西岡はウィギンス（Wiggins G）らの考え方をもとに図4-1-2のように説明していま

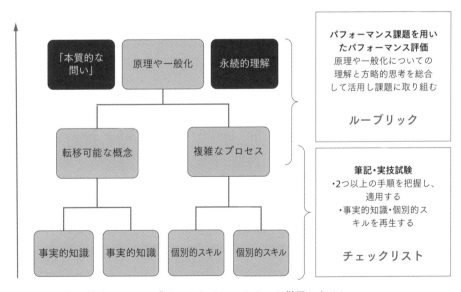

**図4-1-2　知の構造――ルーブリックとチェックリスト併用のために**
〔西岡加名恵（編著）：教科と総合学習のカリキュラム設計―パフォーマンス評価をどう活かすか．p82，図書文化社，2016．より〕

す。それを踏まえて、看護教育の場面で考えてみると、個別的スキルのような手順通りに実施ができているかを評価する実技試験には、チェックリストの活用が適切だと考えます。

　チェックリストを、西岡は「検討・確認すべき事柄を列挙したもの」[3]としていますが、筆者はそれを基に「手順がわかって、手順に沿って実施できていることを確認するために、行動レベルで評価項目を列挙したもの」と定義します。したがって、チェックリストは1つひとつの項目について「できるか」「できないか」の評価基準で、できた数で量的な評価も可能なもので、質的評価に比べ信頼性は高くなると考えます。

　臨地実習について考えてみますと、基礎看護学実習のように、主としたねらいが、学内での学習成果を基に臨地での適用を学ぶという場合については、チェックリストの併用が可能と考えます。概ね手順を遵守しながらの実践の場合、行動に現れる評価項目について、チェックリストで「できるか」「できないか」の評価基準で評価を行うことが可能です。したがって、チェックリストで評価が可能な項目（目標）はあると考えます。しかし、領域別実習、さらに看護の統合と実践の実習などではチェックリストで行動の評価を行うことの妥当性は低いと思います。手順に沿ってできる、というレベルではなく、対象の健康状態や治療の状態に応じた看護を実践することを学ぶものですから、チェックリストで評価ができるものはほとんどないと思います。ですが、評価表のなかに、「遅刻・欠席をしない」「提出期限が守れる」のような「できるか」「できないか」といった量的評価が可能な項目については、チェックリストを併用することは可能でしょう。

　筆者はOSCE（Objective Structured Clinical Examination. オスキー/客観的臨床能力試験）の評価表について長く検討してきました。当初は、信頼性を担保するために、目標分析による行動目標を作り、チェックリストのような評価表を作成して評価を行っていました。ですが、臨床能力を測るツールとして、これでよいのかと疑問を覚えました。例えば、最初の挨拶・説明のところで、①自分の立場と役割を説明できる、②今から行う援助の目的が説明できる、③援助の方法が説明できる、④患者の同意を得ることができる、と行動目標にあげて評価をするので、「4項目すべて言った」「確認した」学生が成績は当然よくなるのですが、そこに違和感がありました。

　例えば、③の援助の方法について説明し忘れても、患者さんの状態に合わせて、丁寧に同意を確認できている場合があります。すべてを忘れず淡々と説明し確認するよりも、忘れたものがあっても患者さんの反応をみながら丁寧に説明している学生の実践のほうが、実際には「よい」ものだと思えます。ですが、行動に現れるものをチェックリストで評価をすると、淡々と言い忘れずに確認できることが「よい」評価になるのです。要素を分断して、行動化できたのはどれだけか、とみるチェックリストでは「実践能力」の評価は難しいと感じました。そこから試行錯誤をして、

**表 4-1-3　看護実践能力ルーブリック**

| 規準 | A（4） | B（3） | C（2） | D（1） |
|---|---|---|---|---|
| 対象者と援助的関係を構築することができる | 患者に寄り添い、関心を寄せていることが患者にも伝わり、よい関係を構築できている。同時に、必要な説明責任を果たし、患者の自己決定を支援することができている。 | 患者に寄り添い、関心を寄せていることを表出し、概ね患者とよい関係を構築できている。同時に、必要な説明を行い、説明に対する患者の理解は得られているが、患者の自己決定を支援することについては十分ではない。 | 患者に寄り添い、関心を寄せていることを表出するものの、よい関係構築にはまだ課題がある。同時に、説明責任を果たす努力は認めるが、結果として十分に説明責任が果たせず、自己決定の支援もできていない。 | 患者に寄り添い、関心を寄せることができず、関係構築ができていない。同時に説明責任を果たそうとする努力もみられない。 |
| エビデンスに基づいた看護を実践することができる | 患者の状態を適切に判断し、患者にとって、今、何が必要かを考え、対象にあった方法を選択し、看護を実践することができる。同時に、看護実践の根拠を明確に説明することができる。 | 患者の状態を判断し、患者にとって今、何が必要かを考え、対象にあった方法を選択しようとする努力はあるが、その結果は一部不十分あるいは、適切とはいえない結果になることがある。実践の根拠は自分なりに説明することができる。 | 患者の状態を判断し、患者にとって今、何が必要かを考え、対象にあった方法を選択しようとする努力はみられるが、結果には大きな課題がある。実践の根拠も自分なりには説明することができる。 | 患者の状態を判断し、患者にとって今、何が必要かを考えることができない。あるいはその思考過程に大きな課題がある。同時に実践の根拠もいえない。 |
| 対象の反応を捉え、自立をめざし、安全・安楽に看護を実践することができる | 患者の反応を見逃さず、適切な方法を用いて安全に実施でき、患者に満足感をもってもらうことができる。その援助は患者の自立を考慮したものである。 | 患者の反応をとらえ、概ね適切な方法を用いて安全に看護を実践し、その結果は十分とはいえなくても、概ね患者の満足は得られている。その援助は患者の自立を考慮したものである。 | 患者の反応を十分受け止められず、安全は意識して実践しているものの、時々、安全の配慮に欠ける場合がある。したがって、看護実践に対する患者の満足度は決して高くなく、患者の自立も時々考慮できないときがある。 | 患者の反応をみることができず、安全・安楽・自立に欠ける実践である。患者の満足度は低い。 |
| 適切な人にタイムリーに相談・報告をすることができる | 自らの判断で、適切な人にタイムリーに報告、相談できる。 | 自らの判断で、報告・相談をするが、一部適切とはいえない人、あるいはタイムリーさに欠ける報告・相談である。 | 指示により報告・相談をする。あるいは、不適切な人、あるいは全くタイムリーではない報告・相談である。 | 指示をしても報告・相談ができない。 |
| 看護実践を振り返り自己の課題を明確にすることができる | リフレクションシートに的確に記載し、自己の課題を明確にし、次につながる行動の改善を見いだせている。 | リフレクションシートに記載できるが、評価・分析は十分とはいえないが、自己の課題は概ね明確になっている。次につながる行動の改善についても明確になったとはいえない。 | リフレクションシートに記載はしているが、事実の確認、感情の振り返りも十分とはいえない。したがって、評価分析にも不十分さがあり、適切に自己の課題が整理できていない。 | リフレクションシートの記載ができず、自己の課題も明確にはできない。 |

現在は、厚生労働省の示す「看護師に求められる実践能力と卒業時の到達目標」の5つの能力をベースにルーブリック（表4-1-3）を作成し、それをもとにOSCEも、看護の統合と実践の実習評価にも活用しています。

要は、質の評価、知識・技術・態度の総合評価である「実践能力」の評価などは、チェックリストでは「妥当性」が低くなります。ルーブリックを用いた評価のほうが「妥当性」が高いと思います。しかし、そのなかでも量的な評価が可能なものはチェックリストを併用することで「信頼性」を高くすることができると考えます。

### （2）形成的評価、自己評価を積極的に導入する

ブルーム（Bloom BS）の学習の進捗状況からみた評価の種類について紹介します。

#### ①診断的評価（レディネス評価）

事前評価で、事前に学習者の特徴やその能力を把握し、これからの教育活動（授業）に活かすもの

#### ②形成的評価（プロセス評価）

学習の途中での評価で、フィードバック効果が期待できる。実習指導で行う中間評価や授業中の発問やノートチェックなどにより学習の理解度をみて、あとの教育活動に活かすもの。

#### ③総括的評価（結果評価）

単元、科目終了時の評価で、試験、レポート、発表などで学習の定着状況や能力の発展性をみるもの。

以上の3つのなかで、臨地実習でことさら大切なのは、形成的評価です。

臨地実習評価の困難さは、何度も繰り返し述べている「信頼性」の担保です。評価が低かった学生は「他の先生だったらよかった」とか「あのとき、あんなことがあったからだ」と主張して総括的評価に納得しない場合があります。それは「信頼

---

### マニュアル・チェックリスト式の失敗

友人が1人でファストフード店に入り、「○○5つ、○○5つ、○○10つ、○○3つ」と5人で食べる予定のものを注文したときのこと。店員から「店内でお召し上がりですか、お持ち帰りですか」と聞かれたというのです。その友人は「こんな量が1人で食べられると思いますか？　考えたらわかるでしょう」と店員を叱ったという話です。ファストフード店では「接客マニュアル」があって、その通りに接客することが求められているということだったが、あれは接客ではない、と憤っていました。その怒りはさておき、行動化したチェックリストだけに頼っては、どんな業種でもこうしたことがあり得ると思います。

（池西）

性」の問題であると同時に、**学生自身がどうなればよいのか（目標）を正しく認識できていない**、ということもあります。

　臨地実習では、多くの学生が自分はよくがんばったと思っています。ですから、教員や実習指導者から受ける評価もよいものだろう、と思ってしまうのかもしれません。特に、設定された目標が十分理解できていないと主観的にみて「できた」と思いがちになります。そのため臨地実習の中間で、一緒に学習内容や到達状況を確認するための形成的評価を行い、目標の再確認とともに学生の課題を明確にすることで、残りの実習での学習の方向が見えてきます。総括的評価では納得できないこともありますので、ぜひ、フィードバック効果がある形成的評価を取り入れたいものです。

　同時に、自己評価を積極的に導入したいものです。第1部で紹介した天野はその講義の中で「教育の究極の目的は、自己教育力をつけること」と述べています（23頁）。自分で自身を教育するために大切なのは、自己評価能力です。自分で自分の評価を適切に行う、これは案外難しいのですが、それができることが「自己教育力」の一歩だと考えます。学生は成人の学習者ですので、ことさら、それを求めたいと思います。

### （3）ルーブリックに基づく質の評価——教員—実習指導者の間での合議

　ルーブリックは、帰納法的な評価基準づくりといえるでしょう。ひとまずルーブリックを作って、評価してみます。そうすると、必ずと言っていいほど「こんな場合はどう？」「このような状態だとレベル3？」というさまざまなとまどい・問いが生まれてきます。その場面・状況について、評価する者の間で内容を確認し、共通理解をすることが必要です。そして、**とまどった内容をルーブリックに反映させる**ことができれば「信頼性」は高いものになります。

　取り組むのは大変ですが、そのような合議とルーブリックの見直しが、信頼性の担保に欠かせないことです。

（池西静江）

**文献**
1）田中耕治：教育評価．pp136-139，岩波書店，2009．
2）梶田叡一，加藤明（監修）：改訂実践教育評価事典．p28，文渓堂，2010．
3）西岡加名恵（編著）：教科と総合学習のカリキュラム設計　パフォーマンス評価をどう活かすか．p22，105，162，図書文化社，2016．
4）Bloom BS，Hastings JT，Madaus GF（著），梶田叡一，渋谷憲一，藤田恵璽（訳）：教育評価法ハンドブック　教科学習の形成的評価と総括的評価．p20，84，125，162，第一法規出版，1973．

# 臨地実習評価
## チェックリスト、ルーブリックの活用

　本章では、前章の臨地実習評価の考え方と方法を基にして、実際に臨地実習評価に活用している評価表を中心に評価の実際をお示しします。これからの臨地実習評価を考える材料にしていただければと思います。ご紹介するのは2つで、まずは前章で触れたチェックリストとルーブリックを併用した基礎看護学実習に位置づく看護過程実習の評価の考え方と実際、次いで、今後の地域・在宅看護論実習などで増加が予想される、地域の複数の実習施設で行う老年看護学実習の評価の考え方と実際です。　　　【池西】

## A　チェックリストを併用した看護過程実習評価

　ここで紹介するのは2年生の基礎看護学実習で「看護過程実習」です（資料4-2-1）。

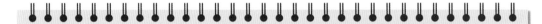

### 資料4-2-1　「看護過程実習」

実習目的
問題解決思考を用いて、根拠をもって看護を計画的に実践する能力を養う。

実習目標（これが評価規準につながります）
1.　看護に必要な情報を収集することができる。
2.　得られた情報をもとにアセスメントを行い、対象の全体像を把握することができる。
3.　対象の看護診断を確定し、優先順位をつけることができる。
4.　対象の状態に応じた、目標・計画を立案することができる。
5.　安全・安楽・自立を考慮して、援助することができる。
6.　対象を尊重した態度・倫理的判断に基づき、援助することができる。
7.　看護実践を振り返り、「看護」について考えることができる。
8.　適切な人にタイムリーに報告・相談ができる。

（鹿児島医療技術専門学校　鹿島三千代氏・橋本ちよみ氏作成、筆者一部修正）

1年生で看護過程展開論を学習し、その実際を1人の患者を受け持ち、「看護過程実習」で体験的に学びます。

　評価方法は資料4-2-2の評価表を用いて、自己評価および教員評価を取り入れ、実習の中間の時期に、学生の自己評価および教員評価を行い、それをもとに到達度を確認する面接を行う、形成的評価を取り入れました。

　評価表作成にあたっては、初めての看護過程を体験的に学ぶものですから、1年の授業で教授した内容について理解して、それが「できたか」「できないか」を問うチェックリストを導入しました（資料4-2-2）。

　チェックリストは、看護過程の基礎的知識の理解ができているか否かを、実際例を通して確認するものにしました。例えば、「NANDA-I分類法Ⅱに沿って情報を整理することができる」「Sデータ・Oデータにわけて情報を整理することができる」などの評価項目を列挙しました。

　合議の際、上記の項目でもすべて完全にできる場合と概ね理解していると思われるが、いくつかの誤りがある場合はどう評価すればよいか、という意見が出され、さらに教員間で話し合いをもち、8割という「目安量」を示し「できるか」「できないか」の評価基準にしました。ここで大切にしたのは、量で測れるものについては信頼性を高めるためにチェックリストを併用する、ということです。

　そのうえで、前述した実習目標を評価規準にして、ルーブリックを作成しました（資料4-2-3）。ここでは5つの尺度を用いています。3以上がその項目の合格（つまり学習によってまだ課題はあるが一応の合格ラインに達したと判断できる）としました。点数評価のために規準に重みづけを行い、配点を決定しました。

　細かい課題はありますが、実習指導者の方々にも概ね評価しやすいものというフィードバックをいただき、さらなる検討を加えているところです。

## B　地域複数施設で行う老年看護学実習の評価

　次に紹介するのは、2年次に配当された老年看護学の実習評価です。地域に広がる実習施設で、看護師の実習指導者も十分確保できないなかでの実習です。しかも、複数の実習施設で、見学的な実習を含めてさまざまな場での体験を通して学ぶ、というものです。今後、地域で生活する人々の健康を守る地域包括ケアシステムの推進に向けて重要な実習であると認識しています。

　資料4-2-4に示した4か所の実習施設をローテーションして実習を行いました。

　評価については、それぞれの実習施設で、実習指導者の助言をもとに教員が行いました。その際、学生の自己評価も参考にして評価するとともに、学生―教員間で評価について大きな差がある評価項目については面接指導を行いました。

　評価表作成にあたっては、評価規準に沿ったルーブリックを作成し、それぞれの実習施設の特徴を踏まえ、どの施設で、どの実習目標の到達をめざすかを明確にして、実習施設ごとに、実習施設の指導者に意見をいただきやすいような評価表を作

## 資料 4-2-2　看護過程実習評価表

| 2 学年　学籍番号（　　　　）　氏名（　　　　　）　実習場所（　　　　　　　　　　　） |

1．看護過程の基礎的知識（できる：3 点　できない：1 点　※頻度や量的評価が必要な場合は 8 割を目安とする）

| | 評価項目 | 自己評価 | | 教員評価 | |
|---|---|---|---|---|---|
| | | 中間 | 終了 | 中間 | 終了 |
| 1 | NANDA-I 分類法 II に沿って情報を整理することができる | | | | |
| 2 | S データ・O データにわけて情報を整理することができる | | | | |
| 3 | 情報と解釈を区別して整理することができる | | | | |
| 4 | 目標を設定することができる | | | | |
| 5 | 看護計画を OP・CP・EP に分けて立案することができる | | | | |
| 6 | 看護計画の根拠を示すことができる | | | | |
| 7 | 援助の際に、患者の反応を確認することができる | | | | |
| 8 | 患者に現れた結果を評価することができる | | | | |
| 9 | 評価を次の看護実践につなげることができる | | | | |
| | 小計（27 点） | | | | |

2．看護過程を活用した看護実践　※ルーブリック（資料 4-2-3 内）を参照し評価する

| | 評価項目（規準） | 自己評価 | | 教員評価 | |
|---|---|---|---|---|---|
| | | 中間 | 終了 | 中間 | 終了 |
| 1 | 看護に必要な情報収集ができる | | | | |
| 2 | アセスメントに基づき対象の全体像が捉えられる | | | | |
| 3 | 看護診断を明確にし優先順位を決定できる | | | | |
| 4 | 対象の状態に応じた目標・計画を立案できる | | | | |
| 5 | 安全・安楽・自立を考慮した援助ができる | | | | |
| 6 | 対象を尊重した援助ができる | | | | |
| 7 | 倫理的判断に基づいた行動がとれる | | | | |
| 8 | 自己を振り返り、看護について考えることができる | | | | |
| 9 | 適切な人にタイムリーに必要な報告・相談ができる | | | | |
| | 小計（55 点） | | | | |

3．実習に取り組む姿勢（できる：3 点　できない：1 点　※頻度や量的評価が必要な場合は 8 割を目安とする）

| | 評価項目 | 自己評価 | | 教員評価 | |
|---|---|---|---|---|---|
| | | 中間 | 終了 | 中間 | 終了 |
| 1 | 個人情報を規定に基づき適切に管理できる | | | | |
| 2 | 自ら進んでカンファレンスで発言できる | | | | |
| 3 | 決められたルールが守れる | | | | |
| 4 | 提出物の期限を守れる | | | | |
| 5 | 指定された事前学習ができる | | | | |
| 6 | 遅刻・欠席がない | | | | |
| | 小計（18 点） | | | | |

**資料 4-2-3　看護過程実習評価ルーブリック**

| 規準 | 基準 | 5 すばらしい | 4 よくがんばりました | 3 もう少しです | 2 課題を克服しよう | 1 しっかりがんばろう |
|---|---|---|---|---|---|---|
| 1 | 看護に必要な情報収集ができる<br>10点 (5×2) | 気づく力、コミュニケーション、フィジカルアセスメントをもって対象の看護に必要な情報を適切なときに過不足なく捉えられる | 気づく力は十分でないが、コミュニケーション、フィジカルアセスメントのいずれかをもって対象の看護に必要な情報を適切なときに過不足なく捉えられる | 収集する時期、気づく力、コミュニケーション、フィジカルアセスメントのいずれかに未熟さがあり、対象の看護に必要な情報に過不足が生じる | 収集する時期、気づく力、コミュニケーション、フィジカルアセスメントにいくつかの課題があり、看護に必要な情報は最低限に限られる | 対象の看護に必要な情報が収集できない |
| 2 | アセスメントに基づき対象の全体像が捉えられる<br>5点 | 収集した情報を十分な知識を基に解釈・判断し、領域間の関連を明確にして今の対象の全体像を適切に捉えられる | 収集した情報の解釈・判断に知識の活用が十分でないが領域間の関連づけながら今の対象の全体像を適切に捉えられる | 収集した情報の解釈・判断に知識の活用不足があるが、領域間の関連づけができ対象の全体像を概ね捉えられる | 収集した情報の解釈・判断に知識の活用不足が明らかにあり、領域的な関連の把握や全体像の捉え方にズレがある | 知識を活用できず、アセスメントも短絡的で対象の全体像を捉えられない |
| 3 | 看護診断を明確にし優先順位を決定できる<br>5点 | 診断指標や関連因子から対象に必要な看護診断を明確にし、優先順位を的確に決定できる | 診断指標、関連因子から対象に必要な看護診断を明確にできるが、優先順位に課題が残る | 対象に必要な看護診断はできるが、診断指標、関連因子を欠くものがあり、優先順位に課題が残る | 対象に必要な看護診断に一部過不足があり、診断指標、関連因子にも課題が残る | 対象に必要な看護診断が明確にできない |
| 4 | 対象の状態に応じた目標・計画を立案できる<br>5点 | 診断指標に応じた実現可能な目標を設定し、対象に必要な具体性のある計画を立案できる | 診断指標から実現可能な目標を設定し、対象に必要な計画を立案できるが、具体性には課題が残る | 実現可能な目標は立てられるが、対象に必要な計画に不足が見られるか、かつ計画には具体性に欠けるところがある | 一部実現性に困難さのある目標が多く、かつ対象に必要な計画も具体性に欠け、計画の具体性にも課題が残る | 実現性に困難さのある目標、かつ対象に必要な計画が立案できない |
| 5 | 安全・安楽・自立が考慮できる<br>10点 (5×2) | 安全・安楽・自立を確保しかつ安楽を考慮した実施をして、患者の満足をもてらうことができる | 実施してよいかを適切に判断でき、実施にあたっては患者の反応を活かし、自立への入れ安全・安楽を確保しかつ患者の満足が得られない場合がある | 実施してよいかを適切に判断でき、実施にあたっては患者の反応を十分活かせられず、一部、安全・自立を意識してはいるものの一部安楽とはいえない実施もあり、患者の満足度は高くない | 実施してよいかの判断ができないときがあり、実施にあたっては患者の反応を十分捉えられず、一部、安全・安楽・自立とはいえない実施もあり、患者の満足度は低い | 実施してよいかの判断ができない。実施にあたっては患者の反応を欠くことがあり、安全・安楽・自立の実施度は低い |
| 6 | 対象を尊重した援助ができる<br>5点 | 相手に関心を寄せ、わかりやすい説明とケア時の声かけを適切に行うことで、患者の自己決定を適切に支援することができる | 相手に関心を寄せ、わかりやすい説明とケア時の声かけがはできるが、患者の自己決定を支援するにまで至らない | 相手に関心を寄せることはできるが、相手に寄せられていない説明とケア時のタイミングさには課題がある | 同意は得ているものの、説明にはかさがあり、相手に関心を寄せられていない説明とケア時のタイミング、いと思える声かけがすることがある | 相手に関心を寄せ接することができない。自己中心的が目立つ行動がある |
| 7 | 倫理的判断に基づいた行動がとれる<br>5点 | 看護学生として倫理的視点を基に患者が最良の状態になるよう判断し、適切に不十分さがなく判断し行動できる | 看護学生として倫理的視点を基に患者が最良の状態になるよう判断するが、その判断には不十分さがあり、行動に移すことのの課題がある | 看護学生として倫理的視点を基に患者が最良の状態になるよう判断するが、その判断には不十分さがあり、行動に移すことに至らない課題がある | 看護学生として倫理的視点を基に患者が最良の状態になるよう判断することに課題があり、行動にはなかなか至らない | 看護学生として倫理的視点を基に判断する行動がとれない |
| 8 | 自己を振り返り、看護について考えることができる<br>5点 | 自分の行動を内省し、学び・気づきを明確にし、自己の課題を明確にして、よりよい看護につなげることができる | 自分の行動を内省し、文献からの学び・気づきの意味づけに課題が残るが、自己の課題を考えることができる | 自分の行動を内省し、学び・気づきの意味づけができるが、自己の課題を考えることはできる | 自分の行動の内省が不十分で気づきの意味づけができないが、自己の課題を考えることはできる | 自分の行動を振り返れない、あるいは振り返りが感想になり、学びの意味づけができない |
| 9 | 適切な人にタイムリーに必要な報告・相談ができる<br>5点 | 自らの判断で適切な人にタイムリーに必要な報告・相談ができる | 自らの判断で報告をするが、一部、適切ではないし、相談のときもある | 自らの判断で報告・相談するが、指示によって報告・相談のときもある | 自分の行動の内省が不十分で文献づけの意味づけができないが、タイムリーない報告・相談のときもある | 指示に従っても報告・相談ができない |

学生の意見

指導者の助言

(中間)

(終了)

総合点　　　　点

出席時間（　　　）時間

担当教員

*2 はルーブリックをもとに評価する

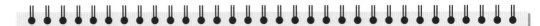

**資料 4-2-4 「老年看護学実習」**

実習目的

地域で生活する高齢者を理解し、多職種との連携を踏まえた看護の役割と機能を学び、必要な看護援助を行うための知識・態度・技術の習得をめざす

実習目標（これが評価規準につながります）

1. 地域で生活する高齢者の特徴を理解することができる
2. 高齢者の日常生活の自立に向けた援助の必要性を理解し、指導者とともに実践することができる
3. 高齢者を取り巻く保健医療福祉の役割と連携の必要性を理解することができる
4. 高齢者との関わりを通して、自己の老年観を養うことができる

実習施設

- 介護老人保健施設もしくは介護老人福祉施設　4日
- グループホーム　2日
- 高齢者福祉センター　2日
- デイケアもしくはデイサービス　4日

（鹿児島医療技術専門学校　山下京子氏・山角和美氏作成、筆者一部修正）

成しました（資料4-2-5〜6）。それらを老年看護学実習として1つにまとめて、他施設の実習指導者にも学生がどのような学びをしているかが見えるようにしました。

最後の「4. 高齢者との関わりを通して自己の老年観を養うことができる」の評価表作成は最終的に提出されたレポート評価で教員が行いました。

教員が不在の時間もあり、実習指導者に実習評価内容が見えるように工夫した点についてはそれぞれの施設指導者からも概ね肯定的な意見が聞かれました。

## C　教育評価の目的のために

以上、教育評価の考え方を整理し、臨地実習評価の具体的な例を示して、学生の学習成果を適切に（妥当性・信頼性）評価する方法について考察してきました。教育評価の目的は、学生の学習成果を評価することと、その結果をもとに教育計画や教育活動を評価し、改善につなげるところにあります。教員にとってその重要性は大きいものだと思います。忙しい業務のなかですので実習指導が終われば、ほっとするタイミングになるとは思いますが、ここでもうひとがんばりして、自分の立てた実習計画や指導を振り返り、次につなげることが大切です。

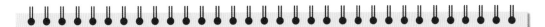

## 資料 4-2-5　老年看護学実習のルーブリック

### 1. 地域で生活する高齢者の特徴を理解することができる

| | 4（すばらしい） | 3（がんばりました） | 2（あと一歩） | 1（がんばろう） |
|---|---|---|---|---|
| 1）高齢者の身体的・精神的・社会的特徴を述べることができる。 | 個々の生活背景や生活史をふまえ、高齢者の身体的・精神的・社会的特徴を述べることができる。 | 個々の生活背景や生活史をふまえ、高齢者の身体的・精神的・社会的特徴は述べられているが不十分なところがある。 | 身体的側面は述べることができるが、個々の生活背景や生活史を捉えることができないため、精神的・社会的特徴は不十分である。 | 個々の生活背景や生活史を捉えることができていない。身体的・精神的・社会的特徴も述べられない。 |
| 2）老年期にある対象を理解し、対象に合わせたコミュニケーションを図ることができる。 | 積極的に関わりをもち、高齢者の尊厳をふまえ、言葉遣いに注意し、質問や会話に配慮することができる。積極的に高齢者の認知機能や感覚機能の障害を理解し、対象のペースに合わせたコミュニケーションを図ることができる。 | 積極的に関わりをもち、高齢者の尊厳をふまえ、言葉遣いに注意し、質問や会話に配慮することができる。高齢者の認知機能や感覚機能の障害の理解が不十分なところがあるが、対象のペースに合わせたコミュニケーションは概ね図ることができる。 | 積極的に高齢者との関わりをもとうと努力しているが、高齢者の尊厳をふまえ、言葉遣いに注意した、質問や会話に配慮に欠けるところがある。また、高齢者の認知機能や感覚機能の障害の理解も不十分で、対象のペースに合わせたコミュニケーションが図れない。 | 高齢者との関わりができず、コミュニケーションも図れない。 |

### 2. 高齢者の日常生活の自立に向けた援助の必要性を理解し、指導者とともに実践することができる

| | 4（すばらしい） | 3（がんばりました） | 2（あと一歩） | 1（がんばろう） |
|---|---|---|---|---|
| 1）高齢者の身体的・精神的・社会的側面から生活上の課題を理解し、支援の方向性を述べることができる。 | 身体的・精神的・社会的側面から情報収集し、高齢者の活動を疾病や加齢による機能の低下をふまえ、生活障害がアセスメントできる。高齢者および家族の思いを尊重し、高齢者のQOLを高める支援の方向性についての考えを述べることができる。 | 身体的・精神的・社会的側面から情報収集し、高齢者の活動を疾病や加齢による機能低下をふまえ、生活障害がアセスメントできており、支援の方向性を述べることができているが、高齢者および家族の思いの尊重が一部できないところがある。 | 身体的・精神的・社会的側面から情報収集はできているが、高齢者の活動を疾病やADLの低下をふまえたアセスメントが不十分なため、支援の方向性を明確に述べることができない。 | 身体的・精神的・社会的側面からのアセスメントが不十分なため、アセスメントもできないため、支援の方向性が述べられない。 |
| 2）高齢者の特徴をふまえ、安全・安楽・自立を考慮し援助を実施（見学）し、振り返ることができる。 | 対象の特徴をふまえ、安全・安楽・自立に留意した援助を実施（見学）できる。実施（見学）した援助について文献を活用して振り返ることができ、今後の自己の課題を明確にできる。 | 対象の特徴をふまえ、安全・安楽・自立に留意した援助を実施（見学）できる。実施（見学）した援助の振り返りに文献を活用できるが、不十分なところがある。 | 対象の特徴を理解しようと努力しているが、安全・安楽・自立に留意した援助の実施（見学）が不十分である。実施（見学）した援助の振り返りが文献の活用がなく不十分である。 | 対象の特徴を捉えることができず、安全・安楽・自立を考慮した援助の実施（見学）をしようと努力していない。 |

### 3. 高齢者を取り巻く保健医療福祉の役割と連携の必要性を理解することができる

| | 4（すばらしい） | 3（がんばりました） | 2（あと一歩） | 1（がんばろう） |
|---|---|---|---|---|
| 1）老人福祉法および介護保険法に基づく施設の特徴を述べることができる。 | 各法律の根拠に基づき、施設の役割・機能が述べられる。事例をもとに高齢者が施設を利用することでの生活の変化を述べることができる。 | 各法律の根拠に基づき、施設の役割・機能は述べられているが、生活の変化については述べられない。 | 各法律の根拠に基づき、施設の役割・機能は述べられているが、不十分なところがある。 | 各法律に基づく、施設の役割・機能が述べられない。 |
| 2）高齢者の生活を支えている職種の役割と連携の必要性を述べることができる。 | 高齢者が地域でその人らしい生活をするためにどのような職種が関係しているかを述べることができる。高齢者および家族にあったケアを提供するために多職種の連携の必要性や連携方法を事例をもとに具体的に述べることができる。 | 高齢者が地域でその人らしい生活をするためにどのような職種が関係しているかを述べることができる。一般的な高齢者および家族にあったケアを提供するために多職種の連携や協働の必要性を述べることができる。 | 高齢者が地域でその人らしい生活をするためにかかわる職種についてはわかるが、役割と連携の必要性について具体的には述べることができない。 | 高齢者を支える職種や連携の必要性について述べられない。 |

### 4. 高齢者との関わりを通して自己の老年観を養うことができる

| | 4（すばらしい） | 3（がんばりました） | 2（あと一歩） | 1（がんばろう） |
|---|---|---|---|---|
| 高齢者との関わりを通して自己の老年観を養うことができる。 | 高齢者のもてる力に働きかけることの重要性に気付くことができる。その中で、高齢者の生活を支えていくための看護の役割と機能について自己の考えを述べることができる。 | 高齢者のもてる力に働きかけ、その人らしさを大切にする看護の役割と機能について述べることはできるか、理解には不十分なところがある。 | 自己の老年観を述べることができるが、その内容には深まりがない。 | 自己の老年観を述べることができない。 |

### 5. 実習に取り組む態度

| | 4（すばらしい） | 3（がんばりました） | 2（あと一歩） | 1（がんばろう） |
|---|---|---|---|---|
| 実習に対して自発的な態度を示し、規律を守ることができる。 | ①1日の欠席もない。②事前学習・記録物の提出物は期限内に提出できる。③自ら積極的に質問・探求しようとする態度を示す。④的確な報告・連絡・相談ができる。 | ①1日の欠席もない。②事前学習・記録物の提出物は期限内に提出できる。③自ら積極的に質問・探求しようとする態度を示す。④的確な報告・連絡・相談ができる、のうち、1つができない。 | ①1日の欠席もない。②事前学習・記録物の提出物は期限内に提出できる。③自ら積極的に質問・探求しようとする態度を示す。④的確な報告・連絡・相談ができる、のうち、2つができない。 | ①②③④のうち、3つができない。 |

## 資料 4-2-6　老年看護学実習評価表

学籍番号（　　　　　　　）学生氏名（　　　　　　　　　　　　）

実習場所：介護老人保健施設・介護老人福祉施設（　　　　　　　　　　　）
実習期間：令和　　年　　月　　日 ～ 　　月　　日　　実習指導者（　　　　　　　　　）

| 目標 | 評価項目 | 学生 | 教員 |
|---|---|---|---|
| 1. 地域で生活する高齢者の特徴を理解することができる | 1) 高齢者の身体的・精神的・社会的特徴を述べることができる | | |
| | 2) 老年期にある対象を理解し、対象に合わせたコミュニケーションを図ることができる | | |
| 2. 高齢者の日常生活の自立に向けた援助の必要性を理解し、実践することができる | 1) 高齢者の身体的・精神的・社会的側面から生活上の課題を理解し、支援の方向性を述べることができる | | |
| | 2) 高齢者の特徴をふまえ、安全・安楽・自立を考慮して援助を実施（見学）し、振り返ることができる | | |
| 3. 高齢者を取り巻く保健医療福祉の役割と連携の必要性を理解し、指導者とともに実践することができる | 1) 介護保険法に基づく施設の特徴を述べることができる | | |
| | 2) 高齢者の生活を支えている職種の役割と連携の必要性を述べることができる | | |
| 5. 実習に取り組む態度 | 1) 実習に対して自発的な態度を示し、規律を守ることができる | | |
| | 合計 | | |

実習場所：グループホーム（　　　　　　　　　　）
実習期間：令和　　年　　月　　日 ～ 　　月　　日　　実習指導者（　　　　　　　　　）

| 目標 | 評価項目 | 学生 | 教員 |
|---|---|---|---|
| 1. 地域で生活する高齢者の特徴を理解することができる | 1) 高齢者の身体的・精神的社会的特徴を述べることができる | | |
| | 2) 老年期にある対象を理解し、対象に合わせたコミュニケーションを図ることができる | | |
| 3. 高齢者を取り巻く保健医療福祉の役割と連携の必要性が理解できる | 1) 介護保険法に基づく施設の特徴を述べることができる | | |
| | 2) 高齢者の生活を支えている職種の役割と連携の必要性を述べることができる | | |
| 5. 実習に取り組む態度 | 1) 実習に対して自発的な態度を示し、規律を守ることができる | | |
| | 合計 | | |

実習場所：高齢者福祉センター（　　　　　　　　　　）
実習期間：令和　　年　　月　　日 ～ 　　月　　日　　実習指導者（　　　　　　　　　）

| 目標 | 評価項目 | 学生 | 教員 |
|---|---|---|---|
| 1. 地域で生活する高齢者の特徴を理解することができる | 1) 高齢者の身体的・精神的・社会的特徴を述べることができる | | |
| | 2) 老年期にある対象を理解し、対象に合わせたコミュニケーションを図ることができる | | |
| 2. 高齢者を取り巻く保健医療福祉の役割と連携の必要性を理解することができる | 1) 老人福祉法に基づく施設の特徴を述べることができる | | |
| | 2) 高齢者の生活を支えている職種の役割と連携の必要性を述べることができる | | |
| 5. 実習に取り組む態度 | 1) 実習に対して自発的な態度を示し、規律を守ることができる | | |
| | 合計 | | |

実習場所：デイケア・デイサービス（　　　　　　　　　　）
実習期間：令和　　年　　月　　日 ～ 　　月　　日　　実習指導者（　　　　　　　　　）

| 目標 | 評価項目 | 学生 | 教員 |
|---|---|---|---|
| 1. 地域で生活する高齢者の特徴を理解することができる | 1) 高齢者の身体的・精神的・社会的特徴を述べることができる | | |
| | 2) 老年期にある対象を理解し、対象に合わせたコミュニケーションを図ることができる | | |
| 2. 高齢者の日常生活の自立に向けた援助の必要性を理解し、指導者とともに実践することができる | 1) 高齢者の身体的・精神的・社会的側面から生活上の課題を理解し、支援の方向性を述べることができる | | |
| | 2) 高齢者の特徴をふまえ、安全・安楽・自立を考慮して援助を実施（見学）し、振り返ることができる | | |
| 3. 高齢者を取り巻く保健医療福祉の役割と連携の必要性を理解できる | 1) 介護保険法に基づく施設の特徴を述べることができる | | |
| | 2) 高齢者の生活を支えている職種の役割と連携の必要性を述べることができる | | |
| 5. 実習に取り組む態度 | 1) 実習に対して自発的な態度を示し、規律を守ることができる | | |
| | 合計 | | |

| 目標 | 評価項目 | 学生 | 教員 |
|---|---|---|---|
| 4. 高齢者との関わりを通して自己の老年観を養うことができる | 1) 高齢者との関わりを通して自己の老年観を養うことができる | | |

| 学生意見 | 単位と履修時間数 | |
|---|---|---|
| 教員の助言 | 出席時間数 | 担当教員 |
| 評価点 | 評価日 | 評価者　　　　　　　　　　印 |

そこで、次章に実習計画や指導に活かす実習総括の方法や留意点について、小児看護学の総括例をあげながら、次につながる意味ある実習総括について考えてみましょう。

（池西靜江）

---

### 時代の旋風を受けとめつつ、2つの問いを見失わない

　ある都道府県の実習指導者講習会の受講者に、「最近の学生をみてどう思いますか？」と尋ねたところ、「自分で考えないで、すぐ答えを求めたがる」「指導者の顔色をみる学生が多い」「評価をとても気にする学生が多い」などの声が返ってきました。

　確かに、（それが最近の問題なのかどうかわかりませんが）学生にとって評価は気になるものです。成績（評定）という点でも、合否に関わることですので、気になるのは当然だと思います。それだけでなく、自分をよくみられたいという気もちも若い学生には強いのだと思います。それだけに適切な評価は、評価をする者（教員・実習指導者）に求められることです。看護教育界に長く身を置いていますと、完全習得をめざす「行動目標旋風」が席巻した時代があったことを知っています。現代は、ルーブリックに基づく評価が旋風を巻き起こしています。それはそれで意味があるのですが、私が大事にしたいのは、その流れ（旋風）を受け止めつつも、看護教育評価において本当に大切にすべきことを見失わないようにすることです。それは次の2つです。

　その評価は**「学生を伸ばすことにつながるものですか」**、そして、評価する**「指導者（教員・実習指導者）がとまどうものではないですか」**。

　この2つの問いを常に頭に置いて、どのような評価が学生を伸ばし、評価者が困らず、信頼性高く評価できるか、ということが大事です。これからもどんな評価がよいのか、しっかり考えていきたいと思います。

（池西）

# 3 実習総括
## 教育実践の改善のために

　最終章でも繰り返し掲げますが、臨地実習評価は、教育評価です。教育評価の最も
大切なことは、自らの教育実践を振り返り、次の実践につなげていくことです。よりよい教
育のためになくてはならないのが教育評価です。実習総括はまさにそのために行います。
実習が終わり、ほっとする一方で、次に向かう準備をはじめます。どのようなデータを集め、
どのような総括を行うと、次につながるのかをここで考えてみましょう。いつも見事な実習
総括をして次の展開へと準備をしている第1部の辻野氏に再び登場してもらい、小児看
護学の例を交えて、効果的な実習総括について紹介していただきます。　　　　　【池西】

## A　個々の臨地実習評価を総括する意味

　一人ひとりの学生の実習評価は、その学生自身にフィードバックし、自己の課題
を明確にして、今後の実習や卒業後の看護実践につなげるものです。しかし、看護
教育の評価として、個々の実習評価を取りまとめ、そこから見えた課題を次の実習
指導に生かせるように教育評価をしておかなければなりません。一人ひとりの実習
指導を教育者として振り返ることも大切ですが、担当した学生全員の指導の振り返
りを一人ずつ分析・考察して文書に残す作業はとても手間が掛かります。そこで、一
定の人数の実習を終えた区切りである年度ごと、領域ごとにひとまとまりにしたも
のを総括するのが一般的だと思います。なお総括とは、

① 物事を1つにひっくるめること。ばらばらになっているものを1つの全体の中
　に収めること
② 行ってきた活動や取り組みについて報告し、その成果や反省点を評価するこ
　と。年次の締めくくりや活動全体の締めくくりなどに行われる

とする定義があります[1]。繰り返しになりますが、総括の目的は実習における教
育評価ですから、一区切りごとに定期的に行い、教育者としての自己の成長や課題
を確認する機会として活用したいものです。特に実習指導で苦労したり、実習評価
に悩んだりしたというケースを数名経験してくると、評価の信頼性も含めて総括し
ておくことが必要になってきます。

**表 4-3-1　実習総括のために必要なデータの例**

①実習成績（優・良・可・不可の度数分布など）
②学生の実習記録（記述された言葉、内容の読み取りなど）
③学生の自己評価（順序尺度による 5 段階評価、必要時には平均値と標準偏差など）
④臨地実習指導者および教員の評価（順序尺度による 5 段階評価、必要時には平均値と標準偏差など）
⑤実習後に記載した学生の学びや感想（自由記述の内容など、アンケートを含む）
⑥カンファレンス記録（キーワードの抽出など）
⑦受け持ち患者の年代、疾患、病期、治療内容（度数分布など）
⑧その他

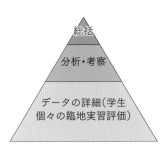

**図 4-3-1　報告書の構造**

## B　教育評価に必要なデータとは

　実習に関するデータは多種多様であり、その膨大なデータをすべて分析する必要はありません。日ごろの多忙な業務と同時並行に行う作業ですから、無駄に時間と労力を掛けないようにすることも大切です。自分にとって負担感が少なく、できるだけ簡便に取り組めるほうが、継続的に教育評価を実践できると思います。

　まずは、自分が今年度の実習指導で感じたことの中から、「なぜそう感じたのか」について、その事象を抽出してみましょう。

　「この実習目標は、学生の到達が低いと感じる」といった場合、本当に低いのかを検証したり、低いと感じる要素は何かを探索したりするのも 1 つです。明らかにしたいことは何かを考えれば、それに基づいて必要なデータだけを収集し整理することになります。表 4-3-1 は参考までに列挙したものです。

## C　総括の仕方とその例

### （1）総括を構成する要素

　「総括」は「分析・考察」をまとめたもの、「分析・考察」は「データの詳細」をまとめたものです。つまり、図 4-3-1 のように 3 層構造の頂点が「総括」となります。

表 4-3-2　臨地実習評価の総括でつまずくポイント

①「データが多く集まれば何か分析できる」という考えは甘い。何を明確にしたいのかという仮説がなければ、分析する方向は定まらない。
②仮説に基づいてデータ分析した結果導いた結論と、予測なしに行き当たりばったりで辿り着いた結論とでは、考察の深まりに差があり、その価値が異なってくる。
③少ないサンプル数から信頼性や妥当性がある考察や結論を導くのは難しい。
④データの中身を理解し、考察するまでにデータを加工処理する作業が肝心で、当然この作業が最も時間を要する。ただし、加工処理の仕方をマスターしてくれば、徐々にその時間は短縮できる。
⑤間違った問いに答えることほど無駄なことはない。明確にすべき論点は教育上の課題であるので、学生が目標到達できていない事実を、学生自身の責任であると結論づけるような考察は、総括として全く意味がない。
⑥経験や知識が豊富な教員は、データが示唆するよりも深い仮説を持っていることが多いので、会議などで検討する時間を作り、さらに仮説検証できると、総括そのものの価値が高まる。

「データの詳細」は、学生個々の臨地実習評価を集めて集計したもので、「分析・考察」は、「データの詳細」から必要なデータを取り出し、データを加工して見えてきた事象から結論に至るまでの過程となります。そして、それらを要約したものが「総括」になります。

いきなり「総括」を書き始めると、信頼性や妥当性に乏しくなりますし、逆に何を書いてよいのか悩んでしまうので、3層構造の下、学生個々の評価から順に作り上げていきましょう。

## (2) データ収集と分析のポイント

臨地実習評価を総括する経験のなかで、当初、筆者はデータ収集や分析・考察の際にさまざまなところでとまどい、試行錯誤しました。例えば、「予想していたものとは異なる結果になった」「この結果を踏まえて、どう考察すればよいのか？」といったデータの取り扱い方に起因するものです。その際に経験的に感じてきたことを表 4-3-2 にまとめました。

量的データはサンプル数が少ないと、度数分布を表すことはできても、何かと比較して「数が多い」「割合が高い」と一概に述べることはできません。また、昨年と今年の学生の成績の平均値だけを比較して「成績が上がった」「成績が下がった」と判断するのは、あまり意味がないでしょう。詳しくは統計学などの書籍でご理解いただきたいのですが、**単に数字を比較するだけでは、根拠をもって差があるとは言い切れない場合が多い**のです。まずは、総括の目的を明確にして、その上でデータ収集・分析を行いましょう。

簡便に行う手法として、まずは基本統計量を算出し、度数分布からその集団の傾向性を読み取ることをお勧めします。基本統計量とは、データの特徴を数値で示したもので、主にその分布の中心（平均値、中央値、最頻値など）や広がり（分散、標準偏差など）がわかります。また、サンプル数が多い場合は、統計学的検定を行うことによって差の比較や相関の有無を検証することが可能です。このように量的データを収集して分析・考察する場合は、繰り返しになりますが、統計学的手法を理解してから取り組むようにしましょう。

分析方法は、統計学的手法に限りません。学生が記録やアンケートに回答した記

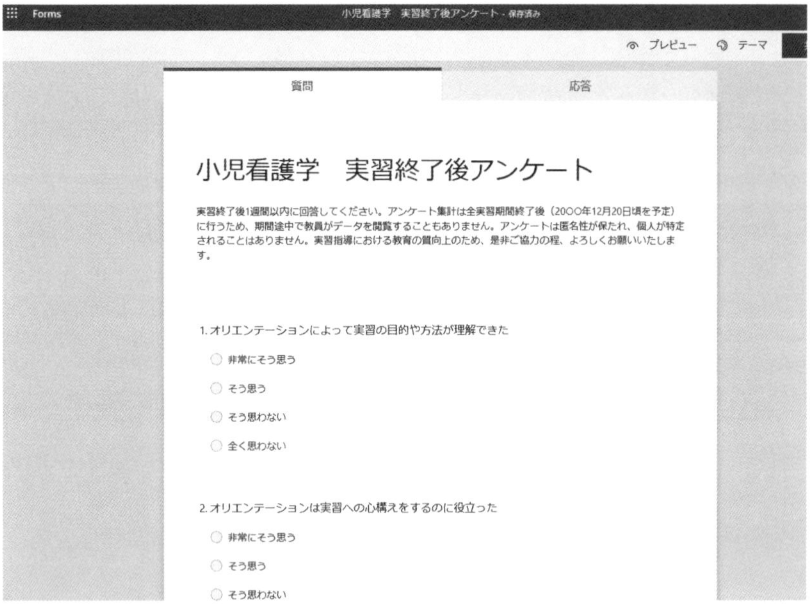

**図 4-3-2　Microsoft Forms を用いて作成した実習終了後アンケート**

述内容は、質的に検証して分析・考察につなげることができます。しかし、対象となる学生の全記録をデータに変換するのは、かなりの労力を要してしまいます。その場合、実習最終日のまとめの欄だけを抜粋したり、その領域実習の要点となる部分に関して記載できた学生のみに限定したりするなど、焦点化してもよいと思います。近年では ICT とよばれる情報通信技術の活用も盛んとなり、アンケート調査がパソコンやスマートフォンを用いてクラウド上で作成できますし、オンラインでいつでも回答できるようになりました。アカウント取得が必要ですが、代表的なものには Google Forms[2) ]や Microsoft Forms[3) ]などがあります。図 4-3-2 は、Microsoft Forms を用いて作成した学生アンケートの一例で、データは匿名化することも可能です。学生には教員の教育評価にのみ用いることを説明し、アンケートに協力してもらってもよいでしょう。強制ではなく、自由意志での協力であることが重要です。

　総括は全体を取りまとめるものですから、一部の学生だけを取り上げるのはあまり意味がないかもしれません。しかし、ある事象について、学生の一部がとても良い学びを実習記録に記載していると感じた場合はどうでしょうか。例えば、教員が「今年度の学生は小児看護学実習のまとめの中で、『子どもの人権の尊重』という言葉をよく記載しているな」と感じたとしましょう。全体で 80 名の学生のうち、10名がその事象について記述していることがわかりました。「よく記載している」と感じたものの割合でいえば約 12% ですから、多いとも言いにくい数字です。そこで、その 10 名が記載した部分をすべて拾い上げ、その事象に関してどのような記述内容やキーワードを用いているか帰納的に分類してみたとしましょう。仮に『視線を合わせる』『処置への恐怖を緩和する』という 2 つのカテゴリーが抽出されたとします。この結果から、「子どもとの視線を合わせるような状況を意図的に促せていたかもし

れない」「この事象を講義ではどのように触れていただろうか」など、質的に振り返って評価してみることも可能になるでしょう。全体を俯瞰した中で、着目した一部分に対しては丁寧にすべてを繙（ひもと）いているわけですから、総括としての問題はないと考えます。また、公的な場で発表する調査研究や質的研究をしているわけではありませんから、質の高さを求めて翌年に持ち越したりしないことです。

　ここでは教員の指導を振り返り、今後の課題を見いだす形でのデータ収集・分析を説明しましたが、あくまで一例にすぎません。総括には決まった手法があるわけではなく、後にも述べますが、総括を作成する目的に応じて、どのように分析していくかを考えることが大切だと思います。

### （3）「パフォーマンス評価」での教育評価を総括するうえで

　パフォーマンス評価は、個々の学生の『学習の質』を評価するものなので、データの収集を数値化されたもので総括してしまうと、本来の意味合いが薄れてしまいます。パフォーマンス評価の信頼性を高めるために、ルーブリックづくりが重要であることは先にも述べていますが、「学生のどのような技能・成果に対して『優れてできる』と評価したか」について、ひと区切りした集団の総括によりルーブリックの信頼性と妥当性が格段に上がっていくので、これこそ**複数の教員で討議しながら分析・考察**すべきだと思います。一度でき上がった評価基準を頻回に変更すべきではありませんが、きちんと総括した作業によって信頼性が高まった評価基準を用いることは、パフォーマンス評価を用いた場合に必要不可欠です。

### （4）総括作成のポイント

　まず、何のために作成するのか、どこに提出するのか、誰が読むのかを考えることです。総括の形式、分量、内容は「誰に」「何の目的で」提出するのかによって異なります。それぞれ目的に合った「まとめ方」が必要だということです。むしろ、自分の教育評価として自分のためだけに作成する場合は、「分析・考察」までに留めてもよいのです。

　しかし、実習調整の際に実習指導者に読んでいただく資料であれば、大量のデータや長々と記載された分析・考察は、かえって読む気を阻害します。できるだけ簡潔にまとめてあると、要点を絞って課題を検討できると思います。

　また、所属長や上司への報告は、実習指導者向けに記載した総括に加えて、分析・考察・データの詳細を添付資料としてもよいでしょう。詳細部分があると、業務改善や学校運営に役立つかもしれません。特に指導経過や実習成績に関する部分は、分析や考察の妥当性が見える形で図表を用いて示しておくと伝わりやすいでしょう。

　さらに、個人が特定されないような形式で資料を作成すれば、学生に公表することも可能です。評価対象になった学生は、全体における自分の成績状況を俯瞰できる機会です。臨地実習評価はあくまでも形成的評価なので、他者と比べるものではないのですが、比較対象があれば、より自分の傾向性や課題を把握しやすくなります。また、これから実習を迎える学生にとっては、事前準備や自己学習に役立つ情

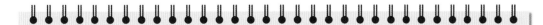

**資料 4-3-1　総括の記載例　流用一部改変**

20XX 年〇月〇日作成

### 20XX 年度　小児看護学実習総括

| 担当教員 | 〇〇　〇〇、□□　□□ |
|---|---|
| 実習時期・対象学生 | 20XX 年 9 月〜12 月　3 期生 80 名 |
| 実習の概要と結果 | 到達目標 3 では平均値で教員・指導者評価が自己評価より有意に高かった（p＜0.01）。教員・指導者評価で高い到達目標は、順に到達目標 3 と到達目標 12 で、いずれも子どもの発達段階の理解とその支援に関するものであった。実習成績（別紙 1 図 5）では、優の学生 7％（6 名）は、小児病棟での実習 2 名、小児科外来での実習 4 名であった。いずれも、実習初日は緊張感がみられたが、毎日の課題を翌日に解決できるよう努力しており、後半に大きく成長した学生である。可の学生 12％（10 名）は、いずれも小児病棟での実習で、受け持ち 3 日間 2 名、4 日間 4 名、5 日間 4 名であった。別紙 1 図 4 より、実習目標 I は平均値が低いものの、ばらつきなく、概ね「できる」であった。受け持ち患者が幼児・学童期に集約されていたことも、要因の 1 つと考える。 |
| 分析・考察の要約 | 1. 小児病棟の実習では子どもと家族に接する時間が十分であっても、日々の課題をタイムリーに取り組まなければ目標到達が難しくなることが示唆された。<br>2. 小児科外来は『診察の場』、小児病棟は『療養の場』として、実習での経験に多少の違いがあったが、目標到達に対する評価の差はほとんど見られなかった。 |
| 担当教員の意見・所感 | ・実習指導者の的確で熱心な助言をいただき、学生は意欲的に実習に向かっていると感じた。<br>・実習中に講義で作成した学習ノートを活用していた学生が多く、子どもの発達段階の理解とその支援に関する項目の評価が、他に比べて高かった。反対に【病態の理解】【検査データの意味する状況】【治療の過程】などの理解をもっと強化する必要性を痛感した。<br>・受け持ち患者を通して経験できなかったことは、カンファレンスやラベルワークを通して共有することができたことも、評価の差が見られない理由の 1 つと考える。 |
| 今後の課題 | 1. 特に小児病棟ではアセスメントがタイムリーにできているか、日々の課題につまずきがないかを適宜確認する。<br>2. 膨大な疾患の種類とさまざまな病期について、暗記するのは難しいため、実習中の学習ノート活用状況を把握し、引き続き講義・演習との連動を強化していく。 |

報になるかもしれません。

### （5）総括の具体例

　　形式は資料 4-3-1 に示したような分割表や、報告書の書式でもかまわないでしょう。分量は A4 サイズ用紙 1 枚程度、詳細に内容を記載する必要があれば、A4 サイズ用紙 2〜3 枚程度を目安とします。添付資料にする場合は、最後に「別紙 1」「別紙 2」などのように番号を表示しておき、できるだけ図表など視覚的にわかりやすく、データを加工したものにします。

（辻野睦子）

**文献**
1) 実用日本語表現辞典．http://www.practical-japanese.com/［2022.8.1.確認］
2) Google：魅力的なフォームを作ろう．https://www.google.com/intl/ja/forms/about/［2022.8.1.確認］
3) Microsoft：Microsoft サポートへようこそ．https://support.microsoft.com/ja-jp/［2022.8.1.確認］

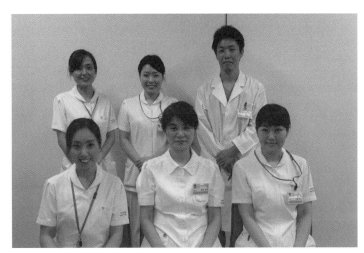

塚本美晴［看護部スタッフに囲まれて前列中央．第 2 部 2］：『質素であることは，自由であること　世界でいちばん質素なムヒカ前大統領夫人が教えてくれたこと』（有川真由美著，幻冬舎，2017）

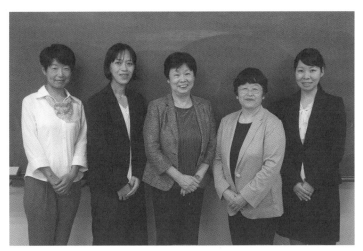

辻野睦子［左から順に紹介．第 1 部 4, 第 4 部 3］『頂きはどこにある？』（スペンサー・ジョンソン著 / 門田美鈴訳，扶桑社，2009），阿形奈津子［第 2 部 1, 5］：『ずーっと ずっと だいすきだよ』（ハンス・ウィルヘルム作・絵，久山太市訳，評論社，1988），池西靜江［第 1 部 1, 2, 3, 5, 第 4 部 1, 2, 全章前文］：『生・老・病・死を考える 15 章　実践・臨床人間学入門』（庄司進一編著，朝日新聞社，2003），石束佳子［第 2 部 3］：『金子みすゞ・てのひら詩集 2』（金子みすゞ著，いもとようこ絵，JULA 出版局，2003），森田真帆［第 2 部 4］：『僕の死に方　エンディングダイアリー 500 日』（金子哲雄著，小学館，2012）

［2017 年撮影］

# 索 引